高等职业院校学生专业技能考核标准与题库

护　　理

吴丽文　李乐之　孙梦霞　等编著

湖南大学出版社
·长　沙·

内 容 简 介

　　本书主要介绍高职院校护理专业学生应掌握的专业基本技能、专业核心技能和跨岗位综合技能,列出技能考核标准,并附有相应的试题库。全书分为两个部分,第一部分为护理专业技能考核标准;第二部分为护理专业技能考核题库。高职护理专业(类)学生专业技能考核的题库均为真实案例,内容涉及基础护理、内科护理、外科护理、急危重症护理、妇产科护理、儿科护理、老年护理、康复护理、社区护理等多个学科,包含 26 个项目,280 个情境任务,即 280 道试题,考核过程中既检验学生的专业技能,又检验学生的基本职业素养。本书有较强的针对性和实用性,可作为高职院校护理专业学生技能考核用书,也可供相关专业的师生、专业技术人员参阅。

图书在版编目(CIP)数据

　　护理/吴丽文,李乐之,孙梦霞等编著.—长沙:湖南大学出版社,2017.9(2020.8重印)
　　(高等职业院校学生专业技能考核标准与题库)
　　ISBN 978-7-5667-1424-4

　　Ⅰ.①护…　Ⅱ.①吴…　②李…　③孙…　Ⅲ.①护理学—高等职业教育—教学参考资料　Ⅳ.①R47

　　中国版本图书馆 CIP 数据核字(2017)第 240327 号

高等职业院校学生专业技能考核标准与题库

护理

HULI

编　　著:吴丽文　李乐之　孙梦霞　等
责任编辑:罗素蓉
印　　装:长沙市昱华印务有限公司
开　　本:787 mm×1092 mm　1/16　印张:7.25　字数:191 千
版　　次:2017 年 9 月第 1 版　印次:2020 年 8 月第 11 次印刷
书　　号:ISBN 978-7-5667-1424-4
定　　价:28.00 元

出 版 人:李文邦
出版发行:湖南大学出版社
社　　址:湖南·长沙·岳麓山　　邮　编:410082
电　　话:0731-88822559(发行部),88821593(编辑室),88821006(出版部)
传　　真:0731-88649312(发行部),88822264(总编室)
网　　址:http://www.hnupress.com
电子邮箱:pressluosr@hnu.edu.cn

高等职业院校学生专业技能考核标准与题库

编 委 会

主 任 委 员: 应若平

委　　员:（按姓氏笔画排名）

总　序

　　当前,我国已进入深化改革开放、转变发展方式、全面建设小康社会的攻坚时期。加快经济结构战略性调整,促进产业优化升级,任务重大而艰巨。要完成好这一重任,不可忽视的一个方面,就是要大力建设与产业发展实际需求及趋势要求相衔接、高质量有特色的职业教育体系,特别是大力加强职业教育基础能力建设,切实抓好职业教育人才培养质量工作。

　　提升职业教育人才培养质量,建立健全质量保障体系,加强质量监控监管是关键。这就首先要解决"谁来监控""监控什么"的问题。传统意义上的人才培养质量监控,一般以学校内部为主,行业、企业以及政府的参与度不够,难以保证评价的真实性、科学性与客观性。而就当前情况而言,只有建立起政府、行业(企业)、职业院校多方参与的职业教育综合评价体系,才能真正发挥人才培养质量评价的杠杆和促进作用。为此,自2010年以来,湖南职教界以全省优势产业、支柱产业、基础产业、特色产业特别是战略性新兴产业人才需求为导向,在省级教育行政部门统筹下,由具备条件的高等职业院校牵头,组织行业和知名企业参与,每年随机选取抽查专业、随机抽查一定比例的学生。抽查结束后,将结果向全社会公布,并与学校专业建设水平评估结合。对抽查合格率低的专业,实行黄牌警告,直至停止招生。这就使得"南郭先生"难以再在职业院校"吹竽",从而倒逼职业院校调整人、财、物力投向,更多地关注内涵和提升质量。

　　要保证专业技能抽查的客观性与有效性,前提是要制订出一套科学合理的专业技能抽查标准与题库。既为学生专业技能抽查提供依据,同时又可引领相关专业的教学改革,使之成为行业、企业与职业院校开展校企合作、对接融合的重要纽带。因此,我们在设计标准、开发题库时,除要考虑标准的普适性,使之能抽查到本专业完成基本教学任务所应掌握的通用的、基本的核心技能,保证将行业、企业的基本需求融入标准之外,更要使抽查标准较好地反映产业发展的新技术、新工艺、新要求,有效对接区域产业与行业发展。

　　湖南职教界近年探索建立的学生专业技能抽查制度,是加强职业教育质量监管,促进职业院校大面积提升人才培养水平的有益尝试,为湖南实施全面、客观、科学的职业教育综合评价迈出了可喜的一步,必将引导和激励职业院校进一步明确技能型人才培养的专业定位和岗位指向,深化教育教学改革,逐步构建起以职业能力为核心的课程体系,强化专业实践教学,更加注重职业素养与职业技能的培养。我也相信,只要我们坚持把这项工作不断完善和落实,全省职业教育人才培养质量提升可期,湖南产业发展的竞争活力也必将随之更加强劲!

　　是为序。

郭开朗

2011年10月10日于长沙

目　次

第一部分　护理专业技能考核标准

第二部分　护理专业技能考核题库

第一部分　护理专业技能考核标准

一、专业名称

专业名称:护理专业(620201)

专业方向举例:临床护理、老年护理、康复护理、社区护理、中医护理

二、考核目标

本专业技能考核标准,以行为主义理论、认知主义理论、建构主义理论、人本主义理论等现代教育理论为指导,对接临床护理工作的实际需求和不同岗位的具体工作任务,按照技能要求递进、岗位能力递进的思路,设置了专业基本技能、岗位核心技能和跨岗位综合技能三个技能模块。专业基本技能模块中设置了护理评估、生活护理、医院感染防控、注射给药护理、急救护理五个子模块,主要测试学生常用的临床护理操作技能;岗位核心技能模块中设置了母婴护理、管道护理和造口护理三个子模块,主要测试学生外科护理、妇产科护理等岗位技能;跨岗位综合技能模块中设置了康复护理、社区护理、老年护理、中医护理四个模块,主要测试学生的康复护理、社区护理、老年护理、中医护理技能。在技能考核的同时注重考核学生以人为本、生命至上、爱岗敬业的职业素养和人际沟通能力。通过技能考核促进学校加强高职护理专业教学基本条件建设,深化课程教学改革,强化实践教学环节,提高实训教学效果,激发学生的积极性和创造力,提高学生解决问题的能力,促进教学和临床工作的有机结合,全面提高高等护理职业教育人才培养水平和质量,不断增强高等职业院校护理专业毕业生的专业技能和就业竞争力。

三、考核内容

(一)专业基本技能

模块一　护理评估

护理评估是护理工作的重要环节,是收集病人健康资料的过程,为护理诊断提供依据。其质量直接影响护理工作的质量,评估贯穿于护理活动的全过程。该模块中生命体征测量和快速血糖测定是评估病人健康问题的基本方法,也是护士必须掌握的两项基本技能。

项目一　生命体征测量

基本要求:

①能告知病人测量生命体征的目的、方法及注意事项;

②能根据病人的情况选择生命体征的测量方法、确定测量时间及部位;

③能严格遵守查对制度,按操作流程完成生命体征的测量,动作规范、熟练,记录结果准确,并能根据测量结果进行健康指导;

④态度和蔼,语言亲切,沟通有效。

项目二 快速血糖测定(成人)

基本要求:

①能告知病人进行快速血糖测试的目的、方法及注意事项;

②能根据病人的病情,选择血糖测定的时间和部位,操作前确保快速血糖仪能有效使用;

③能严格遵守查对制度、无菌技术操作原则,动作熟练规范,准确地完成快速血糖测定;

④能根据病情正确判断血糖测定结果的临床意义,同时进行健康指导;

⑤关爱病人,能与病人进行有效的沟通。

模块二 生活护理

生活护理是护理工作的基础环节,能帮助或协助病人满足基本生活需要,促进安全、舒适,预防感染与并发症的发生,并能及时掌握病人病情。该模块中的卧有病人床更换床单和口腔护理是满足病人基本生活需要,促进舒适的基本内容,也是护理工作者需要掌握的基本生活护理技能。

项目一 卧有病人床更换床单

基本要求:

①能正确判断病人病情,协助病人更换卧位,预防压疮及坠积性肺炎;

②能独立给卧床病人更换床单;操作熟练,方法正确,动作轻稳,符合节力原则;病床平整、无皱褶,病人舒适,病室整洁美观;

③注意保暖,保护病人隐私,促进病人舒适与安全;

④关爱病人,注意观察病情,护患沟通有效。

项目二 口腔护理

基本要求:

①根据病人病情需要,进行口腔观察,选择合适的口腔护理溶液;

②为病人进行特殊口腔护理,妥善处理活动义齿,做好病人及家属口腔保健指导;

③操作规范,动作轻柔;严格执行查对制度;对异常情况的判断和处理迅速、及时、正确;

④仪表端庄,态度和蔼,沟通有效,关爱病人,病人及家属满意。

模块三 医院感染防控

医院感染防控是医学发展中的重要课题,也是护理工作的重要基础和保障,该模块中无菌技术和穿脱隔离衣与手的消毒是防控医院感染的最基本方法,能有效避免交叉感染,是护士必须掌握的两项基本技能。

项目一 无菌技术操作

基本要求:

①为进行无菌技术操作做好环境准备,能正确区分无菌区、非无菌区并准确判断无菌物品的有效期限;

②能够按照无菌技术操作原则完成无菌技术基本操作,包括使用无菌持物钳、无菌容器、无菌包、铺无菌盘、取无菌溶液、戴无菌手套;

③能严格遵守无菌技术操作原则,操作规范,熟练,无菌观念强;工作态度严谨,正确处理污染物品。

项目二　穿脱隔离衣与手的消毒

基本要求：

①根据病人病情需要，选择合适的隔离种类，并能正确区分污染区、半污染区和清洁区；

②能正确进行手的清洗与消毒；

③能按照不同传播途径疾病的隔离要求正确穿（戴）、脱隔离衣、帽及口罩；

④能严格遵守隔离原则，操作规范，熟练，职业防护意识强。

模块四　注射给药护理

药物治疗是最常用的一种临床治疗手段，其中注射给药护理是护理工作中最常见的工作任务。安全、合理、有效地给药和准确评估病人用药后的疗效和不良反应，是护士临床工作中的重要内容。该模块中药物过敏试验（青霉素）、肌内注射、静脉血标本采集（真空管）、密闭式静脉输液是临床护士必须掌握的四项基本技能。

项目一　药物过敏试验（青霉素）

基本要求：

①了解病人病情，询问病人"三史"（用药史、过敏史和家族史）；告知病人进行药物过敏试验后的注意事项；

②能准确配制青霉素皮内试验液，并能正确判断青霉素皮试结果；

③能准确进行注射部位的定位和消毒，正确实施皮内注射；做到动作连贯有序，过程完整，方法正确，进针角度、深度准确；

④严格遵守注射原则和查对制度，无菌观念强；具有高度的工作责任感，保证病人用药安全，无差错发生；

⑤关爱病人做好心理护理及用药指导；

⑥仪表端庄，态度和蔼，沟通有效，病人及家属满意。

项目二　肌内注射

基本要求：

①了解病人病情，进行病人评估，选择合适的注射部位；

②能正确抽吸药物，做到剂量准确、不浪费药液；

③能准确进行注射部位的定位和消毒，正确实施肌内注射法；做到动作连贯有序，过程完整，方法正确，进针角度、深度准确；

④严格遵守注射原则和执行查对制度，无菌观念强；具有高度的工作责任感，保证病人用药安全，无差错发生；

⑤仪表端庄，态度和蔼，沟通有效，病人及家属满意；关爱病人做好心理护理及正确进行用药指导。

项目三　静脉血标本采集（真空管）

基本要求：

①了解病人病情，进行病人评估，做好解释取得病人合作，选择合适的采血部位；能按照检验项目的要求，做好采血前准备；

②能完成静脉血标本采集，包括选择合适的标本容器及准确的采集量；采血后指导病人按压穿刺部位并进行健康指导；

③严格遵守标本采集原则和查对制度，无菌观念强；具有高度的工作责任感；

④仪表端庄,态度和蔼,关爱病人做好心理护理,沟通有效,病人及家属满意。

项目四　密闭式静脉输液

基本要求:

①能根据患者病情、年龄、治疗需要,选择合适的穿刺部位;

②能正确抽吸药物,做到剂量、浓度准确;

③能正确实施静脉输液;操作连贯有序,过程完整,方法正确,排气顺畅,进针角度、深度准确,尽量做到一针见血;

④能正确、及时处理输液故障;

⑤严格遵守注射原则和查对制度,无菌观念强;具有高度的工作责任感,保证病人用药安全,无差错发生;

⑥关爱病人做好心理护理及用药指导;

⑦仪表端庄,态度和蔼,沟通有效,病人及家属满意。

模块五　急救护理

急救护理是指对各类急性病、急性创伤、慢性疾病急性发作及危重病人的抢救与护理,以急、危、重症护理为主要内容,涉及常见急症、损伤、中毒等状况的救治及护理。本模块考核氧气吸入、电动吸引器吸痰、四肢绷带包扎、单人徒手心肺复苏、心电监护技术,着重强化救护技术的应用及护理,旨在加强学生的实际动手能力和培养急救意识,塑造思维敏捷、操作熟练的实践型、技能型护理人才。

项目一　氧气吸入(氧气筒供氧)

基本要求:

①能根据病情需要为病人实施氧疗,包括安装与拆卸氧气表、指导病人及家属安全用氧,正确停氧;

②能严格执行查对制度;操作规范,方法正确,动作敏捷;

③关心病人,及时巡视;及时观察氧疗效果;对不适的判断和处理迅速、及时、正确;

④仪表端庄,态度和蔼,沟通有效,病人及家属满意。

项目二　电动吸引器吸痰(经鼻腔)

基本要求:

①能进行缺氧程度的评估和肺部听诊;能完成电动吸引器吸痰;操作中能严格遵守无菌技术操作原则;操作后能进行维持呼吸道通畅的健康指导;

②能操作规范、流程熟练,对病人不适的判断和处理迅速、及时、正确;仪表端庄,态度和蔼,沟通有效,病人及家属满意。

项目三　四肢绷带包扎

基本要求:

①能认真检查伤情,并根据受伤部位正确选择包扎方法;

②能按照绷带包扎原则正确完成不同部位的伤口包扎;

③包扎过程中能密切观察病情,对患者的不适能迅速、及时判断和处理;

④有较强的急救意识;操作规范,动作熟练、敏捷;

④关爱病人,能与病人进行有效的沟通。

项目四 单人徒手心肺复苏(成人)

基本要求：

①能够迅速、准确对病人情况进行初步评估；

②能按照单人徒手心肺复苏的步骤进行正确操作；

③准确评估复苏效果，做好复苏后处理；

④有较强的急救意识；操作规范，动作熟练、敏捷；

⑤关爱病人，能与病人(或家属)进行有效的沟通。

项目五 心电监护(成人)

基本要求：

①能准确评估病人的病情；告知病人心电监护的目的、方法及注意事项；

②正确连接心电监护仪，监测心电图、心率、血压、呼吸、血氧饱和度；正确设置各项参数的报警值；

③能识别常见的异常波形；正确记录测量结果和判断病情；能对监护仪进行常规维护；

④操作规范、动作熟练，能根据病情进行健康指导；

⑤关爱病人，能与病人进行有效的沟通。

(二)岗位核心技能

模块一 母婴护理

母婴护理分为孕产妇照料、新生儿护理两方面内容，通过对孕妇、产妇、胎儿、新生儿及其家庭的全面评估和护理，达到保持孕产妇健康和促进新生儿健康的目的。该模块中的四步触诊和新生儿抚触是临床母婴护理岗位核心的评估方法和护理技术，是妇产科护士必须掌握的两项岗位核心技能。

项目一 四步触诊

基本要求：

①能告知孕(产)妇四步触诊的目的、配合方法及注意事项，以取得孕(产)妇的配合；

②能为孕(产)妇正确实施四步触诊，并根据检查结果判断胎儿大小与孕周是否相符，确定胎位及先露入盆情况，检查过程中能做好孕(产)妇的心理护理，并实施健康指导；

③操作规范，动作熟练；态度和蔼，关心体贴，注意保护隐私；语言亲切，沟通有效，双方配合良好，健康指导正确。

项目二 新生儿抚触

基本要求：

①能向家属解释抚触的意义、方法、时间和注意事项；

②能正确为新生儿进行抚触，手法正确，与新生儿及家长进行良好的情感交流，采用合适的方式对家属进行健康指导；

③操作规范、手法正确、技能熟练、动作轻柔；感情自然，沟通有效。

模块二 管道护理

管道是临床上用于诊断和治疗疾病的重要手段和不可缺少的重要工具，常作为治疗、观察病情的手段和判断预后的依据。管道护理的质量直接影响到疾病的转归乃至病人的生命安全。该模块中留置导尿(女病人)和"T"管引流护理是临床常见的排出性管道护理,是外科和急诊科护士必须掌握的两项岗位核心技能。

项目一 留置导尿(女病人)

基本要求:

①能评估病人的病情、合作程度、膀胱充盈度、会阴情况及操作环境;

②能根据评估结果,准备用物,按照护理程序的方法为病人实施留置导尿术;

③能遵守无菌技术操作原则,操作熟练、方法正确、动作轻柔;

④能进行有效沟通,语言亲切;关心体贴病人,注意保护病人隐私。

项目二 "T"管引流护理

基本要求:

①能准确评估病人的病情;告知病人"T"管引流护理的目的、配合要点及注意事项;

②能熟练更换"T"管引流袋;能对病人的不适做出迅速、及时、正确的判断和处理;掌握"T"管引流的观察要点,正确记录;

③能严格遵守查对制度及无菌原则,医疗垃圾分类处理正确;

④操作规范、动作熟练,能根据病情进行健康指导;

⑤关爱病人,能与病人进行有效的沟通。

模块三 造口护理

"造口"即通过手术在呼吸道或消化道等通道上制造开口,多用于排泄或解除梗阻。造口管理直接影响病人的生活质量,安全、舒适的造口护理至关重要。通过对病人造口的全面评估,及时更换造口敷料或造口袋,能有效避免造口的感染,预防临床并发症的发生。该模块中气管切开护理和肠造口护理是外科护士必须掌握的核心技能。

项目一 气道切开吸痰及切口护理

基本要求:

①能准确评估病人的缺氧程度和肺部呼吸音、气管切开伤口情况;

②能正确使用便携式吸痰器经气管套管吸痰,更换气管切开伤口敷料;能对病人的不适做出迅速、及时、正确的判断和处理;正确记录;

③能严格遵守查对制度及无菌技术操作原则,医疗垃圾分类处理正确;

④能正确进行有效咳嗽、防止套管脱落的健康指导;

⑤操作规范、动作熟练,关爱病人,能与病人(或家属)进行有效的沟通。

项目二 肠造口护理

基本要求:

①能准确评估病人手术方式、造口类型、造口周围皮肤情况,告知病人肠造口护理的目的、配合要点及注意事项;

②能正确清洗结肠造口及周围皮肤,更换造口袋;能对病人的不适做出迅速、及时、正确的判断和处理;正确记录;

③能严格遵守查对制度及无菌技术操作原则,医疗垃圾分类处理正确;

④操作规范、动作熟练,能根据病情及自理能力进行健康指导;

⑤关爱病人,能与病人进行有效的沟通。

(三)跨岗位综合技能

模块一　康复护理

康复护理在临床护理中占有重要地位,其目的是使残疾者的残存功能和能力得到最大限度的改善,重建病人身心平衡,最大限度地恢复其生活的能力。该模块中良肢位摆放、肩关节被动运动是为目标人群实施康复护理的基本方法,也是康复科护士必须熟练掌握的技能。

项目一　良肢位摆放

基本要求:

①能告知病人及家属良肢位摆放的目的、配合方法及注意事项;

②能根据病人的功能障碍情况,正确进行良肢位的摆放,并进行个性化的康复指导;

③动作规范、熟练,态度和蔼,语言亲切,沟通有效。

项目二　肩关节被动运动

基本要求:

①能告知病人及家属肩关节被动活动训练的目的、配合方法及注意事项;

②能根据病人的功能障碍情况,正确进行肩关节被动活动,并进行个性化的康复指导;

③动作规范、熟练,态度和蔼,语言亲切,沟通有效。

模块二　社区护理

社区护理是将公共卫生学及护理学的知识与技能结合,以促进和维护社区人群健康为目标,为社区人群提供服务。该模块中糖尿病病人饮食指导是糖尿病所有治疗的基础,是决定病人能否达到理想代谢控制的关键影响因素,是预防和控制糖尿病必不可少的措施,是社区护士和管理人员必须掌握的技能。

项目　糖尿病病人饮食指导

基本要求:

①能告知病人糖尿病饮食治疗的重要性、目的、方法及注意事项;

②能根据病人的性别、年龄和身高用简易公式计算出理想体重,并依据工作性质、生活习惯计算每日所需总热量,并对特殊情况进行调整;

③能将总热量按照三大营养素的热能分配比例计算出各营养物质的含量;

④能将营养物质换算成食品,并对一日三餐进行合理分配,制定食谱,并根据生活习惯、经济状况、病情和配合药物治疗的需要进行安排;

⑤能够对病人进行健康指导并随访调整;

⑥能严格遵守查对制度,方法正确,结果合理;护患沟通有效,病人合作,理解制定、坚持执行饮食计划的重要性和必要性。

模块三　老年护理

意外事故是老年人死亡的最常见原因,而跌倒被认为是最常见的意外事故之一。跌倒是指突发、不自主的、非故意的体位改变,倒在地上或更低的平面上。不管在院外还是院内跌倒的发生率都很高,它对老年人身心都会带来严重的伤害,并导致医疗费用的大大增加,给家庭和社会带来很大的负担。评估老年人跌倒的危险因素,有效预防跌倒是提高老年人的生活质量、维护和促进老年人身心健康的一项重要内容,也是老年专科护士和管理人员必须掌握的技能。

项目 老年人跌倒的预防

基本要求:

①能告知病人及家人预防跌倒的目的、方法及注意事项;

②能准确收集老年人相关信息,评估现存或潜在老年人跌倒的危险因素;

③能根据患者跌倒现状和危险因素的评估,制定其预防跌倒干预的措施,并进行个性化的健康指导;

④能严格遵守查对制度,方法正确,结果合理;护患沟通有效,患者合作,并理解预防跌倒的重要性和必要性,愿意遵从其干预方法。

模块四 中医护理

拔罐疗法是中医护理操作技术的重要内容。拔罐简便易行,有通经活络、行气活血、消肿止痛、祛风散寒等作用,对风寒湿痹、颈肩腰腿疼痛、感冒等行之有效。熟练掌握拔罐技能,不仅能有效配合相关疾病治疗,也有利于良好护患关系的建立,同时也是自我保健养生、家庭社区护理的重要技巧。拔罐疗法是中医专科护士必须掌握的一项技能。

项目 拔 罐

基本要求:

①能告知患者拔罐的目的、注意事项;能取得患者的配合;

②能为患者正确实施拔罐操作,操作规范,动作熟练;

③态度和蔼,语言亲切,沟通有效,双方配合良好,健康教育正确。

四、评价标准

①评价方式:本专业技能考核采取过程考核与结果考核相结合,技能考核与职业素养考核相结合。根据考生操作的规范性、熟练程度等因素评价过程成绩;根据操作完成效果和用时量等因素评价结果成绩;

②分值分配:本专业技能考核满分为 100 分,其中评估及准备 20 分,技能操作占 60 分,完成效果占 20 分;

③技能评价要点:根据模块中考核项目的不同,重点考核学生对该项目所必须掌握的技能和要求。虽然不同考试题目的技能侧重点有所不同,但每位学生完成任务的总工作量和难易程度基本相同。各模块和项目的技能评价要点如表 1 所示。

表 1 护理专业技能考核评价要点

类型	模块	项目	评价要点
专业基本技能	护理评估	生命体征测量	严格查对和消毒隔离制度; 评估病人,解释操作目的及配合方法,环境符合测量生命体征的要求,护士准备充分,用物准备齐全、摆放有序; 体位舒适,测量方法合适、符合规范,计时精确,测量结果准确,健康指导到位; 病人安全、满意,护士语言亲切,态度和蔼,关爱病人,体现以病人为中心; 能在规定的时间内完成。

续表1

类型	模块	项目	评价要点
专业基本技能	生活护理	快速血糖测定（成人）	认真核对医嘱、核对病人； 严格遵守无菌技术操作技术原则； 评估病人病情及病人进餐情况；评估病人的心理状况、合作程度，解释操作目的及配合方法；评估环境是否适合操作；操作者准备充分，用物准备齐全； 血糖仪、测试纸条、血糖测试笔的安装备用；取得病人合作，正确留取血滴，血量合适，与测试纸接触，判断结果； 根据病情和测定结果，对病人进行健康指导； 操作规范，动作敏捷；能正确地进行用物处置； 关心病人，态度和蔼，病人满意，沟通有效； 能在规定的时间内完成。
		卧有病人床更换床单	严格执行查对制度； 评估病人，解释操作目的及配合方法，环境符合卧有病人床更换床单的要求，护士准备充分，用物准备齐全、摆放有序； 取得病人合作，更换床单程序正确，动作规范，操作熟练，姿势节力，床单位整洁； 病人舒适、安全、满意，护士语言亲切、态度和蔼，关爱病人，体现以病人为中心； 能在规定的时间内完成。
		口腔护理	严格执行查对制度； 评估病人，解释操作目的及配合方法，环境符合操作要求，选择合适的口腔护理溶液，护士准备充分，用物准备齐全、摆放有序； 取得病人合作，体位舒适，口腔擦洗顺序正确，手法熟练规范，动作轻柔，健康指导正确； 病人口腔清洁、舒适，了解口腔保健知识，护士语言亲切、态度和蔼，护患沟通有效； 能在规定的时间内完成。
	医院感染防控	无菌技术操作	严格遵守无菌技术操作原则； 评估环境，环境符合无菌技术操作要求，护士准备充分，用物准备齐全、摆放有序； 无菌持物钳、无菌容器、无菌包使用方法正确，无菌盘铺盘符合操作要求，取无菌溶液方法正确，戴、脱无菌手套规范； 动作熟练，无菌观念强； 能在规定的时间内完成。
		穿脱隔离衣与手的消毒	评估病人，解释隔离目的，环境符合穿脱隔离衣及手消毒的要求，护士准备充分，用物准备齐全、摆放有序； 手持隔离衣方法正确，穿、脱隔离衣符合要求，手消毒到位，隔离衣挂放区域及方法准确，隔离衣送洗规范； 动作熟练，隔离观念强，无污染； 能在规定的时间内完成。
	注射给药护理	药物过敏试验（青霉素）	严格查对和消毒隔离制度，无菌观念强； 评估病人，问"三史"方法正确，解释操作目的及配合方法及时到位，环境符合注射的要求，护士准备充分，用物准备齐全、摆放有序； 药物配制方法正确，剂量准确。注射操作规范熟练。结果判断正确，问题处理及时有效； 病人安全、满意，护士语言亲切、态度和蔼，关爱病人。与病人沟通有效，健康指导内容和方式合适； 能在规定的时间内完成。

续表2

类型	模块	项目	评价要点
专业基本技能	注射给药护理	肌内注射	严格查对和消毒隔离制度,无菌观念强; 评估病人,解释操作目的及配合方法及时到位,环境符合注射的要求,保护病人隐私,护士准备充分,用物准备齐全、摆放有序; 抽吸药物剂量准确,注射部位定位准确,注射时间、方法正确,技术熟练、轻柔; 病人安全、满意,护士语言亲切、态度和蔼,关爱病人,与病人沟通有效,健康指导内容和方式合适; 能在规定的时间内完成。
		静脉血标本采集(真空管)	严格查对和消毒隔离制度,无菌观念强; 评估病人,解释操作目的及配合方法及时到位,环境符合采血的要求,护士准备充分,用物准备齐全、摆放有序; 采血方法正确,技术熟练、轻柔。真空采血管选择正确,条码粘贴无误; 病人满意,穿刺部位皮肤无肿胀、疼痛。护士关爱病人,与病人沟通有效。仪表举止大方得体,健康指导内容和方式合适; 能在规定的时间内完成。
		密闭式静脉输液	严格查对和消毒隔离制度,无菌观念强; 评估病人,解释操作目的及配合方法及时到位,环境符合输液的要求,护士准备充分,用物准备齐全、摆放有序; 排气一次成功,穿刺一针见血,记录输液的时间、滴速准确。输液故障处理及时有效; 病人满意,护士与病人沟通有效,关爱病人,健康指导内容和方式合适;能在规定的时间内完成。
	急救护理	氧气吸入(氧气筒供氧)	认真核对医嘱、核对病人; 评估病人病情、缺氧的程度;鼻腔有无分泌物、黏膜有无红肿等;心理状况、合作程度;评估环境,病房有无明火、热源,氧气筒上有无"四防"标志;操作者准备充分,用物准备齐全; 正确安装、连接氧气表,熟练完成给氧的操作并交代注意事项;给氧完毕,迅速拔管、卸载氧气表,进行健康指导; 病人及家属满意,态度和蔼,沟通有效;操作规范,动作敏捷;关心病人,及时观察病人缺氧改善情况; 能在规定的时间内完成。
		电动吸引器吸痰(经鼻腔)	核对医嘱、核对病人; 评估病情、呼吸困难与发绀程度、血氧饱和度;评估环境、操作者准备充分,用物准备齐全,摆放有序,严格遵守无菌技术操作原则; 电动吸引器工作正常,储液瓶与安全瓶、管道衔接正确,接通电源;负压调节合适;熟练吸痰,同一部位一次吸痰时间合适;吸痰完毕,肺部听诊,判断吸痰效果,进行健康指导; 操作规范,动作敏捷;病人满意,态度和蔼,沟通有效; 能在规定的时间内完成。
		四肢绷带包扎	核对医嘱、核对病人个人信息; 评估病情、受伤部位及伤后处理情况,解释操作目的及配合方法,环境符合包扎的要求;操作者准备充分,用物准备齐全,摆放有序; 根据伤情选择正确的包扎方法,方法正确,松紧适宜;包扎过程中密切观察肢体末梢的感觉、运动、温度是否正常;包扎的肢体应保持功能位;必要时用三角巾固定。 操作规范,动作敏捷;病人满意,态度和蔼,沟通有效; 能在规定的时间内完成。

续表3

类型	模块	项目	评价要点
专业基本技能	急救护理	单人徒手心肺复苏（成人）	判断病人意识、颈动脉搏动、检查呼吸、观察胸廓有无起伏,方法正确。评估环境;用物准备齐全,摆放有序。 病人取仰卧位;胸外心脏按压定位准确,按压深度、频率合适;连续30次; 畅通气道方法正确,动作规范;连续人工呼吸2次,方法正确,潮气量合适。以胸外心脏按压与人工呼吸30：2的比例进行,连续操作5个循环。 复苏效果评价方法正确,判断准确。记录抢救的时间。 操作规范,动作熟练、敏捷,急救意识强; 能在规定的时间内完成。
		心电监护（成人）	核对医嘱、核对病人信息; 评估病情、意识及皮肤情况;解释操作目的及配合方法,环境符合心电监护的要求;操作者准备充分,用物准备齐全,摆放有序; 体位舒适,安放电极片进行心电图监测位置准确,血氧饱和度监测（SpO_2）指夹安放正确;袖带安放部位准确,松紧适宜。各参数报警值设置正确;记录心电监护开始时间、心率、血压、呼吸、血氧饱和度。停止监护流程正确,皮肤清洁,记录停止监护时间; 操作规范,动作熟练、敏捷; 态度和蔼,病人满意,护士与病人沟通有效,健康指导内容和方式合适; 能在规定的时间内完成。
专业核心技能	母婴护理	四步触诊	严格执行查对和消毒隔离制度; 评估孕妇,解释操作目的及配合方法,环境符合四步触诊的要求,护士准备充分,用物准备齐全,摆放有序; 体位舒适,保护隐私,四步触诊手法正确、符合规范,计时精确,检查结果准确,健康指导到位; 孕妇安全、满意,护士语言亲切,态度和蔼,沟通有效,双方配合良好,关爱病人,体现以病人为中心; 能在规定的时间内完成。
		新生儿抚触	严格执行查对和消毒隔离制度; 向家属解释操作目的及注意事项,评估新生儿,环境符合抚触的要求,护士准备充分,用物准备齐全,摆放有序; 体位舒适,抚触手法正确、符合规范,技能熟练、动作轻柔;计时精确,感情自然,情感交流到位; 新生儿安全、配合良好,家长满意,护士语言亲切,态度和蔼,沟通有效,关爱病人,体现以病人为中心; 能在规定的时间内完成。
	管道护理	留置导尿（女病人）	严格遵守无菌技术操作原则; 评估病人,解释操作目的及配合方法,环境符合留置导尿的要求,护士准备充分,用物准备齐全,摆放有序; 体位正确、两次消毒方法正确、插管长度正确,具有个性化的健康指导能力、操作熟练、动作轻柔; 病人安全、满意、无相关操作并发症的发生,护士语言亲切,态度和蔼,关爱病人,保护病人隐私; 能在规定的时间内完成。

续表4

类型	模块	项目	评价要点
专业基本技能	管道护理	"T"管引流护理	核对医嘱、核对病人信息； 正确评估病人，解释操作目的及配合方法，环境符合"T"管引流护理的要求，护士准备充分，用物准备齐全、摆放有序； 体位舒适，操作熟练、方法正确，引流通畅，记录及时、准确，健康指导到位；严格执行查对制度和无菌技术操作原则；关爱病人，注意隐私保护。 操作规范，动作熟练、敏捷；态度和蔼，病人满意，护士与病人沟通有效，健康指导内容和方式合适； 能在规定的时间内完成。
	造口护理	气道切开护理	核对医嘱、核对病人信息； 评估病人，解释操作目的及配合方法，环境符合无菌技术操作的要求，护士准备充分，用物准备齐全、摆放有序； 体位舒适，调节负压正确，吸痰方法正确，每次吸痰时间小于15秒，吸痰过程中能根据病人的病情变化采取相应的处理措施，吸痰完毕能按照规范进行伤口换药，能准确判断吸痰效果及进行结果记录，能按要求处理用物，健康指导到位；严格遵守无菌技术操作及隔离原则； 操作规范，动作熟练；态度和蔼，病人满意，护士与病人沟通有效，健康指导内容和方式合适； 能在规定的时间内完成。
		肠造口护理	核对医嘱、核对病人信息； 有效评估病人手术方式、造口的类型、造口周围皮肤情况，解释操作目的及配合方法，环境符合无菌技术操作的要求，护士准备充分，用物准备齐全、摆放有序； 剥除造口袋、清洗造口及周围皮肤、测量板测量造口大小及修剪出造口大小、粘贴底板等方法正确；造口袋的排放口关闭有效；健康指导到位；严格执行查对制度和无菌技术操作原则； 操作规范，动作熟练，保护病人隐私，关爱病人，沟通有效； 能在规定的时间内完成。
跨岗位综合技能	康复护理	良肢位摆放	评估病人，解释操作目的及配合方法；环境符合良肢位摆放的要求，注意保暖防冻；护士着装整齐、举止端庄；用物准备齐全、摆放有序； 操作规范，动作熟练、轻柔，头部、上下肢体位摆放正确； 健康指导内容和方式合适，记录及时； 语言亲切，态度和蔼，关爱病人，沟通有效，病人安全、满意、配合良好； 能在规定的时间内完成。
		肩关节被动运动	评估病人，解释操作目的及配合方法，病人体位适宜；环境符合肩关节被动运动的要求；护士着装整齐、举止端庄；用物准备齐全、摆放有序； 操作规范，动作轻柔，手法正确；健康指导内容和方式合适； 语言亲切，态度和蔼，关爱病人，沟通有效，病人安全、满意、配合良好； 能在规定的时间内完成。
	社区护理	糖尿病病人饮食指导	核对病人个人信息，评估病情； 解释饮食治疗的重要性、目的、方法及注意事项； 护士准备充分，用物准备齐全、摆放有序； 计算理想体重公式正确，并根据工作性质、生活习惯正确计算出每日所需总热量； 能正确计算各营养物质的含量并合理分配；根据病人病情、饮食嗜好、经济承受能力选择食材并制定菜谱； 护患沟通有效，能正确进行健康指导并随访调整； 病人安全、满意，护士语言亲切，态度和蔼，关爱病人，体现以病人为中心； 能在规定的时间内完成。

续表5

类型	模块	项目	评价要点
跨岗位综合技能	老年护理	老年人跌倒的预防	严格核对病人信息,解释操作目的并取得合作; 环境符合评估要求,护士准备充分,用物准备齐全、摆放有序; 准确收集老年人跌倒信息,评估存在的危险因素; 根据评估结果制定个性化预防跌倒的干预方案; 建立有效沟通,病人放松,评估方法合适、全面、符合规范,评估结果准确,健康指导到位; 病人安全、满意,护士语言亲切,态度和蔼,关爱病人,体现以病人为中心的理念; 能在规定的时间内完成。
	中医护理	拔罐	核对医嘱,核对病人信息; 评估患者,解释操作目的及配合方法,环境符合要求,护士准备充分,用物准备齐全、质量符合要求,摆放有序; 体位舒适,保护隐私,拔罐手法正确、符合规范; 患者安全、满意,护士语言亲切,态度和蔼,沟通有效,双方配合良好,关爱病人,体现以病人为中心的理念。

五、考核方式

本专业技能考核为现场操作考核,成绩评定采用过程考核与结果考核相结合。具体方式如下:

①学校参考模块选取:采用"1+1选1"的模块选考方式,专业基本技能和岗位核心技能的8个模块为必考模块,此外,跨岗位综合技能模块为选考模块,学生成绩=专业基本技能模块项目成绩(70%)+岗位核心技能模块项目成绩(30%);

②学生参考模块确定:遵循"难易搭配"的原则,规定每名考生必须考核专业基本技能和岗位核心技能中的各1个项目;

③试题抽取方式:学生在相应模块题库中随机抽取1道试题考核。

六、附录

1.国家相关法律法规

本标准主要参考的法律法规有《护士条例》和《医疗事故处理条例》,见表1。

表1 国家相关法律法规

序号	标准号	法律或法规名称	发布单位	出版社
1	ISBN9787509303900	护士条例	国务院法制办公室	中国法制出版社
2	ISBN 9787509321737	医疗事故处理条例	国务院法制办公室	中国法制出版社

2.行业相关规范与标准

本专业标准主要依据护理行业临床护理实践指南及技术规范,见表2。

表 2　行业相关规范与标准

序号	标准号	规范或标准名称	发布单位	出版社
1	ISBN9787117102001	护士守则	中华护理学会	人民卫生出版社
2	ISBN9787535767042	湖南省医院护理工作规范	湖南省卫生厅	湖南科学技术出版社
3	ASIN:B071VY9D6V	常用50项护理操作技术操作教学光盘	中华医学会	中华医学电子音像出版社
4	ISRCCN-M22-10-0056-0/V.R	医院基本护理操作技术系列教学片	四川大学	人民卫生出版社

第二部分　护理专业技能考核题库

依据护士执业资格考试大纲和临床护理岗位的基本要求,高职护理专业(类)学生专业技能考核的题库均为真实案例,内容涉及基础护理、内科护理、外科护理、急危重症护理、妇产科护理、儿科护理、老年护理、康复护理、社区护理等多个学科,包含26个项目,280个情境任务,即280道试题(表1),引导学生在帮助病人解决问题的过程中掌握专业技能,完成考核任务。

表1　护理专业技能考核模块项目一览表

技能模块	子模块	项目		编号	考核时量(分钟)		难易程度	题量(道)
					准备时间	操作时间		
专业基本技能	模块一 护理评估	项目一	生命体征测量	J1	5	15	易	11
		项目二	快速血糖测定(成人)	J2	5	8	易	10
	模块二 生活护理	项目一	卧有病人床更换床单	J3	10	18	易	11
		项目二	口腔护理	J4	10	15	易	11
	模块三 医院感染防控	项目一	无菌技术操作	J5	5	10	难	11
		项目二	穿脱隔离衣与手的消毒	J6	5	10	易	10
	模块四 注射给药护理	项目一	药物过敏试验(青霉素)	J7	5	20	难	11
		项目二	肌内注射	J8	5	10	易	11
		项目三	静脉血标本采集(真空管)	J9	10	15	易	11
		项目四	密闭式静脉输液	J10	10	15	难	11
	模块五 急救护理	项目一	氧气吸入(氧气筒)	J11	10	10	易	10
		项目二	电动吸引器吸痰(经鼻腔)	J12	10	15	难	10
		项目三	四肢绷带包扎	J13	10	10	易	14
		项目四	单人徒手心肺复苏(成人)	J14	5	5	难	14
		项目五	心电监护(成人)	J15	10	12	难	13
岗位核心技能	模块一 母婴护理	项目一	四步触诊	H1	2	10	难	10
		项目二	新生儿抚触	H2	5	15	易	10
	模块二 管道护理	项目一	留置导尿术(女病人)	H3	10	20	难	11
		项目二	"T"管引流护理	H4	10	10	易	10
	模块三 造口护理	项目一	气道切开护理	H5	10	20	难	10
		项目二	肠造口护理	H6	10	10	难	10

续表

技能模块	子模块	项目	编号	考核时量（分钟）		难易程度	题量（道）
				准备时间	操作时间		
跨岗位综合技能	模块一 康复护理	项目一　良肢位摆放	Z1	5	25	难	10
		项目二　肩关节被动运动	Z2	5	25	难	10
	模块二 社区护理	项目一　糖尿病病人饮食指导	Z3	5	15	难	10
	模块三 老年护理	项目一　老年人跌倒的预防	Z4	5	30	难	10
	模块四 中医护理	项目一　拔罐	Z5	5	10	难	10
合计			26				280

一、专业基本技能

模块一　护理评估

项目一　生命体征测量

1. 任务描述

(1)试题编号：J1-1

李××，女，32岁，因发现左侧乳房肿块半年入院，收住"乳甲"外科。病人主诉半年前出现左侧乳房胀痛，与月经周期有关。半月前在我院门诊行左侧乳房活体组织切片检查，结果为"乳腺囊性肿瘤，伴有腺体增生"。体格检查：左乳房外上象区一肿块，约2.5cm×2.0cm，质韧，边界不清，轻度触痛，乳房皮肤无红肿热痛，无乳头内陷。诊断：左乳腺囊性增生病。今天上午行囊肿切除术后，返回病房。

情境任务：遵医嘱为病人测量生命体征，即：体温、脉搏、呼吸、血压。

(2)试题编号：J1-2

张××，男，47岁，因腹胀、乏力3月，加重2天入院，收住肝胆外科。病人半年前无明显诱因逐步出现腹胀、乏力，2天前症状加重。既往有肝硬化病史5年，近一个月来便秘；体格检查：中度腹水，贫血面容，巩膜轻度黄染，肝肋下未及，脾肋下3cm，言语反应较慢，有定向力障碍，不能简单运算。诊断：肝硬化；肝性脑病。

情境任务：遵医嘱为病人测量生命体征，即：体温、脉搏、呼吸、血压。

(3)试题编号：J1-3

胡××，男，58岁，因右侧肢体乏力、麻木10天，右侧肢体活动障碍3小时入院，收住内科。病人于10余天前无明显诱因出现右侧肢体乏力，以下肢明显，伴有右侧肢体麻木感，今晨醒来时出现右侧肢体活动不灵活，后症状逐渐加重，站立困难。既往高血压病史2年。体格检查：神志清楚，面部口角无歪斜，伸舌居中，左侧肢体肌力5级，右侧肢体肌力3级。诊断：脑梗塞。

情境任务：遵医嘱为病人测量生命体征，即：体温、脉搏、呼吸、血压。

（4）试题编号：J1-4

陆××，女，26岁，因口服甲胺磷 30ml，昏迷 2 小时入院，病人今晨与丈夫发生口角，2 小时前被家人发现昏倒在地。体格检查：神志不清，呼之不应，压眶反射存在，皮肤湿冷，肌肉颤动，双侧瞳孔直径 2.0mm，对光反射迟钝，两肺散在湿啰音。诊断：有机磷农药中毒。入院后立即给予洗胃、输液等治疗，当洗出液为 200ml 时，抽出为血性液体，于是停止洗胃。持续静脉点滴阿托品、解磷定 10 小时后，病人清醒，维持治疗至症状完全消失。

情境任务：遵医嘱为病人测量生命体征，即：体温、脉搏、呼吸、血压。

（5）试题编号：J1-5

张××，女，65岁，因突发左侧肢体运动障碍 3 小时入院。病人 3 小时前无明显诱因，突发左侧肢体运动障碍，逐渐出现意识障碍、跌倒，大小便失禁。体格检查：意识不清，双侧瞳孔等大等圆，直径 3.0mm，对光反射迟钝，左侧肢体肌力 2 级，右侧肢体肌力 5 级。CT 示：右基底节区脑出血，诊断：脑挫裂伤；右基底节区脑出血。

情境任务：遵医嘱为病人测量生命体征，即：体温、脉搏、呼吸、血压。

（6）试题编号：J1-6

王××，男，62岁，因反复发作性呼吸困难 10 年，加重 2 周入院，收住呼吸内科。病人近 2 周来常于夜间哮喘发作，有时白天亦有发作。体格检查：神志清楚，口唇无发绀，双肺呼吸音低，双肺可闻及广泛响亮的哮鸣音，两肺底闻及少量湿啰音。诊断：支气管哮喘。

情境任务：遵医嘱为病人测量生命体征，即：体温、脉搏、呼吸、血压。

（7）试题编号：J1-7

王××，男，68岁。因突发意识障碍，右侧肢体偏瘫半小时入院，收住神经内科。病人于半小时前出现神志不清跌倒，呼之不应，呕吐一次，呕吐物为胃内容物。体格检查：意识障碍，四肢肌力无法测出；听诊肺部痰鸣音；颅脑 CT 示：左内囊区脑出血。诊断：脑挫裂伤；左内囊区脑出血。

情境任务：遵医嘱为病人测量生命体征，即：体温、脉搏、呼吸、血压。

（8）试题编号：J1-8

叶××，女，18岁，因车祸导致头部、腹部损伤并失血性休克 20 分钟急诊入院，收住外科。病人 20 分钟前被摩托车撞伤，体格检查：神志淡漠，头部及左眼眶瘀血血肿，CT 检查示：脑挫伤、脾破裂。诊断：失血性休克；脑挫裂伤；脾破裂。

情境任务：遵医嘱为病人测量生命体征，即：体温、脉搏、呼吸、血压。

（9）试题编号：J1-9

刘××，男性，56岁，因呕血、便血 1 天急诊入院，收住内科。病人 1 天前出现呕血及排暗红色便，并且出现性格与行为改变。既往有高血压及长期饮酒史，确诊为肝硬化 7 年。体格检查：神志模糊，言语不清，中度贫血貌，腹平软，无压痛及反跳痛，肝脾肋下未及。诊断：上消化道出血；酒精性肝硬化；肝性脑病。

情境任务：遵医嘱为病人测量生命体征，即：体温、脉搏、呼吸、血压。

（10）试题编号：J1-10

申××，男，35岁，因劳累后心悸、气短 10 年、间断咯血 1 周入院，收住心内科。病人 10 年前开始出现劳累后心悸、气短，近 1 周出现间断咯血，无发热、胸痛。体格检查：神志清楚，心尖搏动向左下移位，心尖区可听到全收缩期杂音。诊断：二尖瓣关闭不全。

情境任务：遵医嘱为病人测量生命体征，即：体温、脉搏、呼吸、血压。

(11)试题编号:J1-11

伍××,男,49 岁,因心悸 9 年余,加重 2 天入院,收住心内科。病人 9 年前出现阵发性心悸,伴有头晕及肢体无力,无胸痛、大汗,休息后可缓解,2 天前症状加重。体格检查:心前区隆起,心尖搏动向左侧移位,可触及心前区抬举样搏动。诊断:心房颤动。

情境任务:遵医嘱为病人测量生命体征,即:体温、脉搏、呼吸、血压。

2. 实施条件

J1 生命体征测量实施条件

类型	生命体征测量实施条件	备注
场地	(1)模拟病房;(2)模拟治疗室;(3)处置室	
资源	(1)治疗台;(2)志愿者(主考学校准备);(3)生活垃圾桶、医用垃圾桶	
用物	(1)治疗盘内备清洁干燥的容器放已消毒的体温计(水银柱甩至 35℃以下);(2)盛有消毒液的容器;(3)血压计;(4)听诊器;(5)表(有秒针);(6)弯盘;(7)记录本和笔;(8)手消毒剂;(9)一次性袖带垫巾;(10)干棉球;(11)卫生纸;(12)润滑油;(13)病历本及护理记录单(按需准备)	
测评专家	每 10 名学生配备一名考评员,考评员要求具备中级以上职称	

3. 考核时量

生命体征测量:20 分钟(其中用物准备 5 分钟,操作 15 分钟)。

4. 评分标准

J1 生命体征测量(成人)考核评分标准

考核内容		考核点及评分要求	分值	扣分	得分	备注
评估及准备(20分)	病人(9分)	1. 核对医嘱	2			
		2. 评估病人全身情况:年龄、病情、意识状态、影响因素	3			
		3. 评估病人局部情况,选择合适测量部位及方法	2			
		4. 评估病人心理状况,解释并取得合作	2			
	环境(2分)	清洁、宽敞、明亮、安静,符合生命体征测量要求	2			
	操作者(4分)	1. 衣帽整洁,佩戴挂表	2			
		2. 洗手/消毒手方法正确,戴口罩	2			
	用物(5分)	用物准备齐全(少一个扣 0.5 分,最多扣 2 分);逐一对用物进行检查,质量符合要求;按操作先后顺序放置	5			
实施(60分)	测量体温(10分)	1. 再次核对个人信息并进行有效沟通,体位准备符合要求	2			
		2. 选择体温测量方法合适,指导正确,病人安全	4			
		3. 测温时间符合要求	2			
		4. 读数准确、记录及时	2			

续表

考核内容		考核点及评分要求	分值	扣分	得分	备注
实施 (60分)	测量 脉搏 (10分)	1. 沟通有效,病人放松,手臂置于舒适位置	2			
		2. 测量方法、时间正确	3			
		3. 脉率值记录正确	2			
		4. 异常脉搏判断正确,处理及时	3			
	测量 呼吸 (8分)	1. 沟通有效,病人放松	2			
		2. 测量方法、时间正确	2			
		3. 呼吸记录正确	2			
		4. 异常呼吸判断方法正确,处理及时	2			
	测量 血压 (20分)	1. 沟通有效,体位准备符合要求	2			
		2. 袖带缠绕部位正确,松紧度适宜,听诊器胸件放置位置恰当	2			
		3. 血压计0点、肱动脉、心脏在同一水平	2			
		4. 充气量合适	2			
		5. 放气速度适宜	3			
		6. 血压读数准确	3			
		7. 血压计初步处理方法正确,一次性垫巾处理正确	3			
		8. 协助病人取舒适卧位,整理床单位,血压值记录正确	3			
	测量 后 处理 (12分)	1. 及时消毒双手,方法正确,取下口罩	3			
		2. 告知测量结果,并合理解释	4			
		3. 健康指导到位	3			
		4. 医用垃圾初步处理正确	2			
评价 (20分)		1. 病人安全、满意	4			
		2. 操作规范,动作熟练、轻柔,测量结果准确	4			
		3. 沟通有效,配合良好,健康指导内容和方式合适	4			
		4. 语言亲切,态度和蔼,关爱病人	4			
		5. 在规定时间内完成,每超过1分钟扣1分,扣完4分为止	4			
总 分			100			

5. 评价指南

①按照《生命体征测量考核评分标准》进行评分;

②生命体征测量注意评估影响生命体征因素,操作中注意与病人沟通,体现人文关怀。体温、脉搏、呼吸测量应根据病情选择合适的方法。测量方法准确,结果读数正确并根据当时情况给予针对性的健康指导。用物准备可按需准备。

项目二　快速血糖测定(成人)

1. 任务描述

(1)试题编号:J2-1

杨××,男,77岁,因视物模糊、四肢麻木2年,病情加重伴体重下降半月入院。既往有糖尿病史8年,查随机血糖22.7mmol/L。诊断:2型糖尿病;糖尿病周围神经病变;糖尿病视网膜病变。医嘱:测空腹血糖Qd。

情境任务:请为病人测次晨空腹血糖。

(2)试题编号:J2-2

张××,男,71岁,因胸闷、胸痛10年,再发2天入院。既往有"糖尿病史"15年,"高血压病"、"冠心病"史10余年,血压最高时达190/110mmHg。体格检查:T36.5℃,P80次/分,R22次/分,BP140/80mmHg。神志清楚,慢性病容,口唇稍发绀。心界稍向左下扩大,律齐,各瓣膜听诊区未闻及病理性杂音,双下肢中度凹陷性水肿。诊断:2型糖尿病;冠心病;高血压病(3级 极高危组)。医嘱:测次日晨空腹血糖。

情境任务:请为病人测次晨空腹血糖。

(3)试题编号:J2-3

李××,女,60岁,因视物模糊2年,乏力1月入院。既往有"糖尿病"史22年,"高血压病"史10年,"冠心病"史5年,血压最高时达180/120mmHg。门诊查:T36.5℃,P82次/分,R22次/分,BP155/80mmHg,空腹血糖21.1mmol/L。诊断:2型糖尿病;高血压病;糖尿病视网膜病变。医嘱:测次晨早餐后血糖。

情境任务:请为病人测次晨早餐后2小时血糖。

(4)试题编号:J2-4

曾××,女,78岁,因反复胸闷、气促4年,加重3天入院。既往有"糖尿病"史12年,"高血压病"、"冠心病"、"消化性溃疡"史9年。体格检查:T36.7℃,P70次/分,R20次/分,BP165/110mmHg,门诊查随机血糖19.7mmol/L。诊断:2型糖尿病;高血压病;糖尿病心肌病。医嘱:测空腹血糖Qd。

情境任务:请为病人测次晨空腹血糖。

(5)试题编号:J2-5

汤××,女,66岁,因四肢麻木3年,乏力1月入院。既往有"糖尿病"史13年,"高血压病"史10年,"双膝关节骨性关节炎"史3年。血压最高达160/100mmHg。门诊随机血糖17.8mmol/L。诊断:2型糖尿病;高血压病;双膝关节骨性关节炎。医嘱:测空腹血糖Qd。

情境任务:请为病人测次晨空腹血糖。

(6)试题编号:J2-6

赵××,女,79岁,因多饮、多尿10天入院。既往有"高血压病"、"冠心病"史5年,"糖尿病"史4年,查随机血糖20.1mmol/L。诊断:2型糖尿病、高血压病、冠心病。医嘱:测空腹血糖Qd。

情境任务:请为病人测次晨空腹血糖。

(7)试题编号:J2-7

蒋××,女,58岁,因多饮、多尿、体重下降半月入院。既往有"糖尿病"史10余年。查随机血糖28.1mmol/L。诊断:2型糖尿病。医嘱:测空腹血糖Qd。

情境任务:请为病人测次晨空腹血糖。

(8)试题编号:J2-8

侯××,女,52岁,因多饮、多尿、多食2年,加重伴乏力1月入院。既往有"高血压病"史3年,"糖尿病"史2年,血压最高达160/120mmHg。查随机血糖24.6mmol/L。诊断:2型糖尿病;高血压病。医嘱:测空腹血糖Qd。

情境任务:请为病人测次晨空腹血糖。

(9)试题编号:J2-9

彭××,女,70岁,因多饮、多食、多尿6年,糖尿病足1年入院。既往"糖尿病"史6年。门诊空腹血糖为10.1mmol/l。诊断:2型糖尿病。医嘱:测空腹血糖Qd。

情境任务:请为病人测次晨空腹血糖。

(10)试题编号:J2-10

邵××,男,42岁,因头昏伴乏力1月入院。既往"高血压病"史2年,"糖尿病"史1年,血压最高达160/100mmHg。门诊空腹血糖8.6mmol/L。诊断:2型糖尿病、高血压病。医嘱:测次日晨空腹血糖。

情境任务:请为病人测次晨空腹血糖。

2. 实施条件

类型	快速血糖测定(成人)实施条件	备注
场地	(1)模拟病房;(2)模拟治疗室;(3)处置室	
资源	(1)病床;(2)志愿者(主考学校准备);(3)生活垃圾桶、医用垃圾桶、锐器盒	
用物	(1)血糖仪、采血笔及针头、配套试纸;(2)75%乙醇;(3)手消毒剂;(4)无菌棉签;(5)记录本;(6)治疗单;(7)笔;(8)弯盘	
测评专家	每10名学生配备一名考评员,考评员要求具备中级以上职称	

3. 考核时量

快速血糖测定(成人):13分钟(其中用物准备5分钟,操作8分钟)。

4. 评分标准

J2 快速血糖测定(成人)考核评分标准

考核内容		考核点及评分要求	分值	扣分	得分	备注
评估及准备(20分)	病人(9分)	1. 核对医嘱单、治疗卡、病人床号、姓名	2			
		2. 向病人解释并取得合作	3			
		3. 评估病人全身情况、进食情况、心理状态、对疾病知识了解程度	2			
		4. 采血部位选择恰当,符合病人意愿,评估采血部位皮肤情况	2			
	环境(2分)	环境清洁,光线充足,温、湿度适宜	2			

续表

考核内容		考核点及评分要求	分值	扣分	得分	备注
评估及准备 (20分)	操作者 (4分)	1. 操作者仪表准备(衣帽整齐,戴口罩)	2			
		2. 洗手或手消毒	2			
	用物 (5分)	用物准备齐全(少一个扣0.5分,最多扣2分);逐一对用物进行检查,质量符合要求;按操作先后顺序放置	5			
实施 (60分)	采血前 (15分)	1. 再次核对病人姓名、床号	5			
		2. 做好解释,安慰病人	5			
		3. 开机,检查血糖仪性能是否良好,确认血糖仪条码与试纸条码一致,将试纸插入机内	5			
	采血 (40分)	1. 正确选择采血部位,75%乙醇消毒皮肤,待干	5			
		2. 正确安装采血针头,调节合适档位深度	5			
		3. 快速采血,减轻病人痛苦	5			
		4. 用干棉签拭去第一滴血,将第2滴血轻触试纸测试区	5			
		5. 读取血糖值	5			
		6. 取出试纸,关闭仪器	5			
		7. 整理用物,针头丢入锐器盒,试纸丢入医用垃圾桶内集中处理	5			
		8. 洗手,记录测试结果并告知病人,做相关解释	5			
	健康指导 (5分)	给予饮食、运动及血糖监测方法的相关指导	5			
评价 (20分)		1. 病人安全、满意	4			
		2. 操作规范,动作熟练、轻柔	4			
		3. 沟通有效,配合良好,健康指导内容和方式合适	4			
		4. 语言亲切,态度和蔼,关爱病人	4			
		5. 在规定时间内完成,每超过1分钟扣1分,扣完4分为止	4			
总 分			100			

5. 评价指南

①按照《快速血糖测定(成人)评分标准》进行评分;

②快速血糖测定时严格遵守无菌技术操作原则,血糖测定前确认血糖仪条码与试纸条码一致;避免试纸污染,取用后应立即盖好盒盖;滴血量适合,针刺后勿用力挤压手指;测定后认真分析和记录结果,并告知病人,对病人进行健康指导;正确处理用物。

模块二 生活护理

项目一 卧有病人床更换床单

1. **任务描述**

(1)试题编号:J3-1

凌××,男,28岁,因高空坠落致腹痛2小时急诊入院。体格检查:T36.5℃,P114次/分,R25次/分,BP60/40mmHg。神志清楚,面色苍白,急性痛苦面容,呼吸急促,烦躁不安,脉搏细速,四肢湿冷,上腹部压痛,肠鸣音减弱。CT示:腹腔内出血,脾破裂可能。诊断:失血性休克;脾破裂。术后第2天,病人生命体征平稳,伤口渗血污染床单。

情境任务:请你为病人更换床单、被套等用物,整理床单位。

(2)试题编号:J3-2

刘××,女,52岁,因不慎从楼梯摔倒后出现剧烈头痛、呕吐,伴意识不清1小时后急诊入院。体格检查:T38℃,P120次/分,R40次/分,BP160/100mmHg,双侧瞳孔直径3.0mm,对光发射存在,大小便失禁。CT显示"左侧颞叶出血",诊断:脑挫裂伤;硬脑膜下血肿。经治疗2天后,病人生命体征平稳,仍未清醒,需要更换床上被服。

情境任务:请你为病人更换床单、被套等用物,整理床单位。

(3)试题编号:J3-3

王××,男,38岁,因车祸致左下肢外伤1小时入院。体格检查:神志不清,T37℃,P110次/分,R38次/分,BP70/40mmHg,左踝关节处见10cm长伤口,已给予加压包扎止血,CT示:左踝关节挫裂伤,诊断:失血性休克;左踝关节挫裂伤。经抢救,病人苏醒,伤口渗血较多,污染了床单。

情境任务:请你为病人更换床单、被套等用物,整理床单位。

(4)试题编号:J3-4

杨××,男,66岁,因反复咳嗽、咳痰、喘息10年,加重伴意识障碍3天入院。体格检查:T37℃,P116次/分,R26次/分,BP121/60mmHg,$SPO_2$85%。神志恍惚,夜间躁动,白天嗜睡,口唇发绀,肺部有湿啰音。实验检查:动脉血PaO_2为43mmHg,$PaCO_2$为70mmHg。诊断:慢性阻塞性肺疾病;肺源性心脏病。几天后,病人生命体征平稳,活动能力差。

情境任务:请你为病人更换床单、被套等用物,整理床单位。

(5)试题编号:J3-5

江××,女,75岁,因咳嗽、咳痰、胸闷、气促6年,加重5天急诊入院。体格检查:T37℃,P120次/分,R30次/分,BP130/70mmHg,$SPO_2$83%。唇绀,颈静脉怒张,端坐卧位,两肺散在干湿啰音,双下肢中度凹陷性水肿。血气分析结果显示$PaO_2$44mmHg,$PaCO_2$67mmHg,诊断:慢性肺源性心脏病;COPD急性加重期。病情平稳。入院后第5天,病情平稳。需要为病人更换床单位。

情境任务:请你为病人更换床单、被套等用物,整理床单位。

(6)试题编号:J3-6

刘××,男,65岁,因突发心前区持续性疼痛、呼吸困难,伴左肩臂酸胀4小时,自含硝酸甘油片1片未见好转,急诊入院。体格检查:T36.9℃,P76次/分,R22次/分,BP160/90mmHg。神志清楚,精神疲倦,心电图提示:Ⅱ、Ⅲ、aVF导联ST段弓背抬高,肌钙蛋白:17.87ug/L。既往有高血压病史6年,未规律治疗。诊断:冠心病;急性下壁心肌梗死;高血压病。入院后行溶栓、扩管等治疗,现病人病情稳定,但活动仍无耐力。

情境任务:请你为病人更换床单、被套等用物,整理床单位。

(7)试题编号:J3-7

周××,男,68岁,因反复咳嗽、咳痰伴进行性呼吸困难12年,再发3天入院,病人既往有慢性支气管炎病史20年。体格检查:T38.1℃,P108次/分,R30次/分,BP140/80mmHg,$SPO_2$89%,气促,发绀明显,烦躁不安,神志恍惚,不能平卧,痰黄色,黏稠,血气分析PaO_2 48mmHg,$PaCO_2$65mmHg,胸部CT示:肺气肿,两肺下叶感染。诊断:慢性支气管炎急性发作;肺气肿;Ⅱ型呼吸衰竭。几天后,病人生命体征平稳,活动能力差。

情境任务:请你为病人更换床单、被套等用物,整理床单位。

(8)试题编号:J3-8

李××,男,72岁,因活动后出现心前区胸闷、胸痛2周,加重3天急诊入院,体格检查: T36.1℃,P86次/分,R22次/分,BP125/87mmHg。心电图显示窦性心律,ST段轻度压低。5年前有过急性心肌梗死病史。诊断:冠心病,心绞痛;陈旧性心肌梗死。3天后病情平稳,需要更换床上被服。

情境任务:请你为病人更换床单、被套等用物,整理床单位。

(9)试题编号:J3-9

李××,男,74岁,因反复胸闷、气喘15年,加重伴夜间阵发性呼吸困难2天入院,体查: T37℃,P116次/分,R26次/分,BP140/89mmHg。神志清楚,急性面容,半卧位,口唇发绀,双下肺呼吸音粗,可闻及湿啰音。诊断:冠心病;急性左心衰竭。今晨护士巡视病房,发现病人咳嗽、呼吸急促、大汗淋漓、咳粉红色泡沫痰,活动能力差,被褥污染。经积极治疗2小时后病情稳定。

情境任务:请你为病人更换床单、被套等用物,整理床单位。

(10)试题编号:J3-10

严××,男,45岁,因发热、咳嗽、咳痰1周,伴呼吸困难3天急诊入院。病人1年前因车祸导致截瘫。体格检查:T39.1℃,P138次/分,R30次/分,BP140/80mmHg,神志清楚,一般情况差。咳黄色痰,黏稠,口唇发绀明显,诊断:肺部感染。病情平稳后,需要更换床单。

情境任务:请你为病人更换床单、被套等用物,整理床单位。

(11)试题编号:J3-11

李××,50岁,因右上腹疼痛伴肩背部放射性疼痛2天加重2小时入院,体格检查: T37.6℃,P98次/分,R22次/分,BP130/89mmHg。神志清楚,皮肤巩膜中度黄染,上腹部及右上腹压痛,无反跳痛。B超示:胆总管结石,胆囊炎。诊断:胆总管结石;胆囊炎。入院后行"胆囊切除术+胆总管结石取石术+T管引流术",术后返回病房。病情平稳后,需要更换床单。

情境任务:请你为病人更换床单、被套等用物,整理床单位。

2. 实施条件

J3　卧有病人床更换床单实施条件

类型	卧有病人床更换床单实施条件	备注
场地	(1)模拟病房;(2)模拟治疗室;(3)处置室	
资源	(1)病床;(2)志愿者(主考学校随机指定);(3)生活垃圾桶、医用垃圾桶	
用物	晨间护理车上层置:(1)盖被(含棉胎);(2)枕套;(3)一次性中单;(4)大单;中层置:(5)手消毒液;(6)一次性手套;(7)卫生纸;(8)弯盘;(9)床刷;(10)病历本及护理记录单(按需准备);(11)刷套;下层置:(12)便盆;(13)便盆布	
测评专家	每10名学生配备一名考评员,考评员要求具备中级以上职称	

3. 考核时量

卧有病人床更换床单:28分钟(其中用物准备10分钟,操作18分钟)。

4. 评分标准

J3　卧有病人床更换床单考核评分标准

考核内容		考核点及评分要求	分值	扣分	得分	备注
评估及准备(20分)	病人(8分)	1. 核对病人	1			
		2. 评估全身情况:病情、治疗情况、意识、自理能力	3			
		3. 评估局部情况:有无伤口、肢体功能障碍、活动受限、排便异常、局部皮肤红肿、溃烂等情况	2			
		4. 评估病人心理状况,解释并取得合作	2			
	环境(2分)	清洁、宽敞、明亮,关门窗,调节室温,根据情况遮挡病人,同病室内无病人治疗或进餐	2			
	操作者(2分)	1. 洗手,戴口罩	1			
		2. 着装整洁,端庄大方	1			
	用物(8分)	用物准备齐全(少一个扣0.5分,最多扣4分);逐一对用物进行检查,质量符合要求,物品无破洞、无污染、无潮湿;摆放有序,符合操作原则	8			
实施(60分)	松单(15分)	1. 将用物带至病人床旁,核对床号、姓名、手腕带,解释目的	3			
		2. 戴手套,移开床旁桌椅,根据情况放平床尾、床头支架,按需给便盆	3			
		3. 松开床尾盖被,将病人枕头移向对侧,并将病人移向对侧,拉起床栏,翻身前后妥善安置各引流管,保证病人安全	3			
		4. 松开近侧大单、一次性中单,将中单及大单分别卷起塞入病人身下,扫净床褥上渣屑	6			

续表

考核内容		考核点及评分要求	分值	扣分	得分	备注
实施 (60分)	铺单 (12分)	5. 将清洁大单中线对齐床中线打开,对侧半幅内折卷好塞入病人身下,近侧半幅依大单铺法铺好	6			
		6. 铺清洁中单,中线和床中线对齐,展开近侧半幅,对侧中单的半幅内折卷起塞入病人身下,近侧半幅中单塞入床垫下	6			
	换对侧床单 (18分)	7. 助病人侧卧或平卧于铺好的一侧,拉起床栏,转至床对侧松开底层各单	6			
		8. 将污中单与污大单取出,扫尽褥上渣屑	6			
		9. 依序将大单、中单各层展开铺好,助病人仰卧于床中间	6			
	换被套、枕套 (13分)	10. 协助病人平卧,松开污染盖被,将已套好的干净盖被铺于污盖被上,撤去污盖被,将干净盖被折成被筒,尾端内折与床尾平齐,拉平盖被,折成被筒,尾端内折与床尾平齐	8			
		11. 一手托起病人头颈部,一手取出枕头,更换枕套,置于病人头下,协助病人取舒适体位	5			
	处理 (2分)	12. 桌椅归位、脱手套、洗手、取下口罩	2			
评价 (20分)		1. 病人满意,感觉清洁、舒适、安全	4			
		2. 护士操作规范,流程熟练,符合节力原则	4			
		3. 护士仪表举止大方得体,关爱病人,体现整体护理理念	4			
		4. 护患沟通有效,病人合作,并知道皮肤护理的保健知识	4			
		5. 在规定的时间内完成,每超过1分钟扣1分,扣满4分为止	4			
总分			100			

5. 评价指南

①按照《卧有病人床更换床单考核评分标准》进行评分;

②操作过程中运用节力原则,与病人沟通有效,保障病人安全。

项目二 口腔护理

1. 任务描述

(1)试题编号:J4-1

夏××,男,52岁,因外伤后双上肢骨折入院。诊断:双上肢骨折。入院后第3天,病人主诉伤口疼痛、发热不适,测体温为39.2℃,检查发现病人口唇干裂,口腔有异味。医嘱:口腔护理,每日2次。

情境任务:请遵医嘱为病人进行口腔护理。

(2)试题编号:J4-2

刘××,女,56岁,因咳嗽、咳痰、气促3天入院。诊断:慢性支气管炎急性发作。入院后立即给予氨苄西林、氧氟沙星等药物治疗 2 周。近日来病人精神极差,食欲缺乏。检查发现病人口唇干裂,口腔黏膜干燥,有一白色凝乳状斑块,用棉签难以擦去,有口臭。医嘱:口腔护理,每日 2 次。

情境任务:请遵医嘱为病人进行口腔护理。

(3)试题编号:J4-3

王××,女,54 岁,因劳力性呼吸困难伴反复咳嗽、咳痰 15 年,加重 1 周入院。诊断:风湿性心脏病二尖瓣狭窄。行二尖瓣置换术后 1 天,体格检查:T38.1℃,P102 次/分,R34 次/分,BP120/85mmHg,浅昏迷。医嘱:口腔护理,每日 2 次。

情境任务:请遵医嘱为病人进行口腔护理。

(4)试题编号:J4-4

李××,男,50 岁,因左上颚腺样囊性癌切除术后要求放化疗入院。诊断:左上颚腺样囊性癌切除术后。入院后给予常规化疗配合放疗治疗 1 月。近日来病人精神尚可,主诉口腔疼痛,拒食。检查发现病人口唇干裂,流涎,口腔黏膜充血水肿,附有黄色分泌物,易拭去,口腔有异味。医嘱:口腔护理,每日 2 次。

情境任务:请遵医嘱为病人进行口腔护理。

(5)试题编号:J4-5

李××,男,35 岁,5 天前因车祸致头部外伤急诊入院。诊断:颅骨骨折。现病人仍呈昏迷状态,遵医嘱予以插鼻胃管,鼻饲流质食物。医嘱:口腔护理,每日 2 次。

情境任务:请遵医嘱为病人进行口腔护理。

(6)试题编号:J4-6

陈××,男,29 岁,因腰痛半年,加重且不能行走 2 天入院。诊断:腰椎间盘突出。入院后予以保守治疗,卧床休息 1 个月。近日检查发现病人口唇干裂,口腔有异味。医嘱:口腔护理,每日 2 次。

情境任务:请遵医嘱为病人进行口腔护理。

(7)试题编号:J4-7

李××,女,52 岁,因意识障碍 1 小时收住内科。体格检查:T37.5℃,P88 次/分,R24 次/分,BP180/130mmHg,浅昏迷,听诊喉头及双肺痰鸣音明显。颅脑 CT 示:左侧颞叶出血。诊断:脑挫裂伤,硬脑膜下血肿。病人于当日行颞叶血肿清除术,术后一周病人仍处于昏迷状态。近 2 天检查发现病人口唇干裂,口腔有真菌感染。医嘱:口腔护理,每日 2 次。

情境任务:请遵医嘱为病人进行口腔护理。

(8)试题编号:J4-8

张××,男,20 岁,因车祸致头部外伤半小时入院。体格检查:T37.0℃,P90 次/分,R24 次/分,BP120/87mmHg,颅脑 CT 示:硬膜下血肿。病人于当日行颅内血肿清除术后,麻醉尚未清醒,生命体征尚平稳。术后医嘱:口腔护理,每日 2 次。

情境任务:请遵医嘱为病人进行口腔护理。

(9)试题编号:J4-9

李××,女,26 岁,产后第 3 天,诉下腹痛,感发热不适,食欲差。测体温为 39.2℃,检查发现病人口唇干裂,口腔有异味。诊断:产褥热。医嘱:口腔护理,每日 2 次。

情境任务:请遵医嘱为病人进行口腔护理。

(10)试题编号:J4-10

周××,男,43岁,因头部外伤20分钟急诊入院。诊断:硬脑膜下血肿。即予全麻下行"硬脑膜下血肿清除术",同时行气管切开。术后次日病人仍昏迷,遵医嘱予以留置胃管鼻饲。检查发现病人口唇干裂,有口臭。医嘱:口腔护理,每日2次。

情境任务:请遵医嘱为病人进行口腔护理。

(11)试题编号:J4-11

李××,女,60岁,因大便习惯及性状改变3月余入院。诊断:左半结肠癌。行左半结肠切除术后第4天,禁食,遵医嘱胃肠减压、青霉素抗炎及补液。医嘱:口腔护理,每日2次。

情境任务:请遵医嘱为病人进行口腔护理。

2. 实施条件

J4 口腔护理实施条件

类型	口腔护理实施条件	备注
场地	(1)模拟病房;(2)模拟治疗室;(3)处置室	
资源	(1)病床;(2)志愿者(主考学校随机指定);(3)生活垃圾桶、医用垃圾桶	
用物	(1)口腔护理盘(治疗碗2个、无菌棉球若干、止血钳2把、纱布两块);(2)一次性压舌板;(3)手电筒;(4)治疗巾;(5)弯盘;(6)口腔护理液;(7)一次性手套;(8)无菌棉签、剪刀;(9)病历本;(10)笔;(11)漱口杯;(12)吸管;(13)开口器(按需准备);(14)外用药物(按需准备);(15)病历本及护理记录单(按需准备)	
测评专家	每10名学生配备一名考评员,考评员要求具备中级以上职称	

3. 考核时量:

口腔护理:30分钟(其中用物准备10分钟,操作20分钟)。

4. 评分标准

J4 口腔护理考核评分标准

考核内容		考核点及评分要求	分值	扣分	得分	备注
评估及准备(20分)	病人(10分)	1. 核对医嘱	2			
		2. 评估病人全身情况:年龄、病情、意识状态	3			
		3. 评估病人口腔情况,选择合适漱口溶液:有无松动性牙齿和活动性义齿	3			
		4. 评估病人心理状况,解释并取得合作	2			
	环境(2分)	清洁、安静、明亮,符合口腔护理要求	2			
	操作者(4分)	1. 着装整洁,端庄大方	2			
		2. 洗手,戴口罩	2			
	用物(4分)	用物准备齐全(少或者准备错误一个扣0.5分,最多扣2分);逐一对用物进行检查,漱口液选择正确,质量符合要求;摆放有序,符合操作原则	4			

续表

考核内容		考核点及评分要求	分值	扣分	得分	备注
实施 (60分)	口腔护理 (54分)	1. 带用物至病人床旁,核对病人床号、姓名	2			
		2. 向病人或家属解释口腔护理的目的、配合方法及注意事项	3			
		3. 协助病人取合适体位,头偏向一侧(右侧),面向护士	2			
		4. 戴手套,取治疗巾铺于颌下,弯盘放于口角旁	3			
		5. 先湿润口唇与口角,再协助病人用吸水管吸水漱口(昏迷病人禁忌漱口)	3			
		6. 嘱病人张口(昏迷病人使用开口器协助张口),观察口腔情况,有活动性义齿的取下义齿,用冷开水冲洗干净浸于冷水中	5			
		7. 嘱病人咬合上下齿,用压舌板撑开左侧颊部,夹棉球由内向外纵向擦洗牙齿左外侧面,同法擦洗对侧	4			
		8. 嘱病人张口(用开口器协助昏迷病人张口),依次擦洗牙齿左上内侧面、左上咬合面、左下内侧面、左下咬合面、弧形擦洗左侧颊部,同法擦洗右侧	8			
		9. 擦洗舌面、舌下及硬腭部	3			
		10. 再次漱口	2			
		11. 遵医嘱给口腔黏膜异常者用药	3			
		12. 再次评估口腔情况	2			
		13. 清点棉球数量,根据需要协助病人佩戴义齿	3			
		14. 取下治疗巾,协助病人取舒适卧位,整理床单位	3			
		15. 按规定处理用物,脱手套	5			
		16. 洗手,取下口罩,记录	3			
	健康指导 (6分)	17. 询问病人的感受,健康指导	6			
评价 (20分)		1. 病人满意,口腔清洁、舒适、无口腔黏膜、牙龈出血	4			
		2. 护患沟通有效,病人合作,并知道口腔卫生保健知识	4			
		3. 仪表举止大方得体,关爱病人,体现整体护理理念	4			
		4. 操作规范,流程熟练,正确选择口腔护理液	4			
		5. 在规定时间内完成,每超过1分钟扣1分,扣满4分为止	4			
总分			100			

5. 评价指南

①按照《口腔护理考核评分标准》进行评分;

②棉球不能过湿,操作中注意夹紧棉球,操作前后清点棉球数量,防止遗留在口腔内;操作时避免弯钳触及牙龈或口腔黏膜,动作轻柔;有活动性义齿的病人协助清洗义齿;昏迷病人使

用开口器时从磨牙处放入,禁忌漱口。

模块三 医院感染防控

项目一 无菌技术操作

1. 任务描述

(1)试题编号:J5-1

李××,女,37岁,因骑自行车摔伤致双腿剧烈疼痛1小时急诊入院。体格检查:右小腿中段内侧有4cm长伤口,出血不止,左小腿外侧有5.0cm×5.0cm的伤口,少许渗血。诊断:双下肢多处挫裂伤。

情境任务:请你按无菌技术操作原则铺双巾盘,配合医生清创。

(2)试题编号:J5-2

张××,男,20岁,因被摩托车撞倒1小时急诊抬送入院。体格检查:病人神志清楚,痛苦面容,右下肢活动受限,小腿外侧伤口约10.0cm×10.0cm,流血不止。诊断:右下肢挫裂伤。

情境任务:请你按无菌技术操作原则铺双巾盘,配合医生清创。

(3)试题编号:J5-3

楚××,女,35岁,因车祸致左小腿胫前处受伤1小时急诊入院。体格检查:左小腿青紫、肿胀,小腿内侧见约6.0cm×5.0cm伤口,局部有血痂。诊断:左侧小腿挫裂伤。

情境任务:请你按无菌技术操作原则铺双巾盘,配合医生清创。

(4)试题编号:J5-4

陆××,男,16岁,因踢足球时后仰摔伤右肘部半小时入院。体格检查:右肘部发现约5.0cm×3.0cm的伤口,伴出血、疼痛、肿胀。诊断:右肘部挫裂伤。

情境任务:请你按无菌技术操作原则铺双巾盘,配合医生清创。

(5)试题编号:J5-5

方××,男,30岁,因车祸受伤1小时急诊入院。体格检查:神志清楚,呼吸、血压、脉搏正常,口腔未见明显异物和出血,左上肢前臂中段见7.0cm×3.0cm创面,出血量较多。诊断:左前臂挫裂伤。

情境任务:请你按无菌技术操作原则铺双巾盘,配合医生清创。

(6)试题编号:J5-6

崔××,女,26岁,不慎右脚踏空致右踝关节扭伤,疼痛难忍1小时入院。体格检查:右侧外踝处肿胀、青紫,见一裂口约4.0cm×3.0cm,少量出血。X线检查已排除骨折。诊断:右踝关节挫裂伤。

情境任务:请你按无菌技术操作原则铺双巾盘,配合医生清创。

(7)试题编号:J5-7

郑××,男,36岁,因不慎摔伤1小时急诊入院。病人1小时前施工时不慎摔倒,左肘部落地,当即左上肢感剧痛。体格检查:左前臂有5.0cm×3.0cm伤口,血流不止。诊断:左前臂挫裂伤。

情境任务:请你按无菌技术操作原则铺双巾盘,配合医生清创。

(8)试题编号:J5-8

秦××,男,26岁,因骑摩托车摔伤致双上肢剧烈疼痛1小时急诊入院。体格检查:神志清楚,急性痛苦面容,右前臂外侧擦伤,局部渗血,左上臂内侧有9.0cm×3.0cm的伤口,出血不止。诊断:双上肢多处挫裂伤。

情境任务:请你按无菌技术操作原则铺双巾盘,配合医生清创。

(9)试题编号:J5-9

李××,男,28岁,因不慎被锐物划伤右小腿,血流不止半小时急诊入院。体格检查:神志清楚,痛苦面容,右小腿外侧有5.0cm×4.0cm的伤口。诊断:右小腿裂伤。

情境任务:请你按无菌技术操作原则铺双巾盘,配合医生清创。

(10)试题编号:J5-10

张××,女,36岁,因左手背侧腱鞘囊肿切除术后第1天,切口敷料滑脱及少许渗血。诊断:左手腱鞘囊肿术后。

情境任务:请你按无菌技术操作原则铺双巾盘,配合医生换药。

(11)试题编号:J5-11

秦××,女,50岁,因摔伤致左下肢疼痛活动受限1小时急诊平车入院。体格检查:T36.5℃,P80次/分,BP125/70mmHg,神志清楚,痛苦面容,左下肢肿胀明显,呈缩短、成角畸形,触之有骨擦感,左足背动脉搏动可触及,左足趾活动好,末梢血循好,诉感觉无麻木。X片示:左胫腓骨粉碎性骨折。入院后予以左下肢石膏固定,完善术前检查,在腰硬联合麻醉下行骨折切开复位髓内钉内固定术,术后安全返回病房。现切口敷料滑脱及少许渗血。

情境任务:请你按无菌技术操作原则铺双巾盘,配合医生换药。

2. 实施条件

J5 无菌技术操作实施条件

类型	无菌技术操作实施条件	备注
场地	(1)模拟病房;(2)模拟治疗室;(3)处置室	
资源	(1)治疗台;(2)生活垃圾桶、医用垃圾桶	
用物	(1)无菌持物钳及筒;(2)无菌敷料缸(内备纱布数块);(3)无菌巾包(2块无菌巾);(4)无菌治疗碗包;(5)有盖方盒(内盛血管钳);(6)无菌棉签;(7)消毒液;(8)无菌溶液;(9)无菌手套;(10)清洁治疗盘;(11)弯盘;(12)便签、笔;(13)急救盒(按需准备);(14)病历本及护理记录单(按需准备)	
测评专家	每10名学生配备一名考评员,考评员要求具备中级以上职称	

3. 考核时量

无菌技术操作:15分钟(其中用物准备5分钟,操作10分钟)。

4. 评分标准

J5 无菌技术操作考核评分标准

考核内容		考核点及评分要求	分值	扣分	得分	备注
评估及准备（20分）	环境（6分）	清洁、干燥、宽敞、明亮,环境符合无菌技术操作要求	6			
	操作者（9分）	1. 着装整洁,戴圆筒帽,端庄大方	5			
		2. 修剪指甲,消毒双手,戴口罩	4			
	用物（5分）	用物准备齐全(少或者准备错误一个扣0.5分,最多扣2分);逐一对用物进行检查,质量符合要求;摆放有序,符合操作原则	5			
实施（60分）	铺无菌巾（9分）	1. 治疗盘位置合适,再次评估无菌巾包	1			
		2. 打开无菌巾包方法正确,手不跨越无菌区	2			
		3. 用无菌持物钳取巾,退后一步接巾,持巾正确无污染	2			
		4. 及时还原无菌巾包,无跨越	2			
		5. 打开无菌巾,铺于治疗盘上,无污染,方法正确	2			
	递无菌治疗碗（8分）	1. 再次检查无菌治疗碗包,并打开,无污染	4			
		2. 递无菌治疗碗于无菌盘内,无污染	3			
		3. 包布放置妥当	1			
	倒无菌溶液（12分）	1. 再次检查无菌溶液	2			
		2. 开瓶塞,冲洗瓶口	2			
		3. 倒无菌溶液于无菌治疗碗内,高度合适,溶液无溅出,无污染,不跨越无菌区	5			
		4. 及时盖好瓶塞,记录开瓶时间,签名	3			
	取无菌物品（5分）	取血管钳及无菌纱布放于无菌盘内,方法正确,无跨越	5			
	盖无菌巾（5分）	1. 再次取无菌巾打开,盖于无菌盘上,边缘对合整齐,区域无交叉,四侧边缘部分各向上反折1次,不暴露无菌物品,记录铺无菌盘日期和时间,签名	5			
	戴、脱手套（18分）	1. 托盘,将无菌手套和铺好的无菌盘放在治疗台上	2			
		2. 打开无菌盘上层无菌治疗巾一侧,无菌面向上,露出纱布边缘	2			
		3. 再次检查手套,取出手套后戴手套,方法正确,无污染	6			
		4. 取无菌纱布涂擦手套,在操作前,双手应微举于胸前	2			
		5. 将无菌血管钳放在治疗碗中,托碗操作	2			
		6. 将使用过的治疗碗放于治疗车下层,脱手套,方法正确	4			

续表

考核内容		考核点及评分要求	分值	扣分	得分	备注
操作后处理（3分）		1. 垃圾初步处理正确	2			
		2. 消毒双手，取下口罩	1			
评价（20分）		1. 坚持无菌技术操作原则，无菌观念强	3			
		2. 操作规范，流程熟练	2			
		3. 跨越无菌区一次扣2分，污染一次扣5分，无菌物品掉地上或其他严重污染及时更换扣10分，无菌物品严重污染不更换继续使用则考核为"不合格"	10			
		4. 在规定时间内完成，每超过1分钟扣1分，扣满5分为止	5			
总 分			100			

5. 评价指南

①按照《无菌技术操作考核评分标准》进行评分；

②无菌技术操作前应根据情境任务要求准备合适的用物；操作过程中能够正确区分无菌区、非无菌区，正确处理操作中各种情况；操作后按要求分类处理用物。操作过程中若操作者出现严重污染情况（如无菌物品掉地上、戴好手套前未打开无菌区、无菌手套有破损等），发生1次能正确处理者扣10分，发生2次及以上或者出现严重污染不能正确处理者则考核结果为不合格。

项目二　穿脱隔离衣与手的消毒

1. 任务描述

(1)试题编号：J6-1

王××，男，28岁，因食欲下降、巩膜黄染10天，伴频繁恶心、呕吐、腹胀5天，收入传染科，诊断为重型乙型病毒性肝炎。入院时神志清醒，消瘦，无性格及行为改变。查：T38.5℃，P80次/分，BP125/70mmHg，现需遵医嘱为病人进行治疗。

情境任务：请在接触病人前、后，穿、脱已使用过的隔离衣。

(2)试题编号：J6-2

马××，男，67岁，腹痛、频繁腹泻、排黏液脓血便、里急后重3天入院，初步诊断为急性细菌性痢疾，收入传染科。体格检查：T41℃，腹软，无明显压痛、反跳痛。现需为病人测量生命体征。

情境任务：请在接触病人前、后，穿、脱已使用过的隔离衣。

(3)试题编号：J6-3

杨××，女，35岁，因高热、头痛、腰痛1周，尿少伴蛋白尿1天而入院，诊断为流行性出血热转入传染科。T39℃。现遵医嘱为病人进行静脉血标本采集。

情境任务：请在接触病人前、后，穿、脱已使用过的隔离衣。

(4)试题编号：J6-4

许××，女，16岁，因高热、急性腹痛、腹泻3天收入传染科，诊断为伤寒。体格检查：

T40℃。现需为病人进行物理降温。

情境任务:请在接触病人前、后,穿、脱已使用过的隔离衣。

(5)试题编号:J6-5

陈××,女,6岁,因体温急剧上升至39～40℃,伴头痛、恶心、呕吐,嗜睡、颈项轻度强直2天入院,诊断为流行性乙型脑炎后转入传染科。现需为病人进行生命体征测量。

情境任务:请在接触病人前、后,穿、脱已使用过的隔离衣。

(6)试题编号:J6-6

李××,男,20岁,因持续高热、表情淡漠、腹部不适、肝脾肿大和周围血象白细胞低下2天入院,诊断为伤寒,收入传染病房。现需为病人进行生命体征的测量。

情境任务:请在接触病人前、后,穿、脱已使用过的隔离衣。

(7)试题编号:J6-7

刘××,女,56岁,因突发畏寒发热、全身肌痛,尤以腓肠肌疼痛为剧,眼结膜充血3天,头痛、呕吐1天入院,体格检查:T39.1℃,诊断为钩端螺旋体病(脑膜炎型)。病人诉剧烈头痛,精神差,乏力,食欲减退,呕吐频繁。遵医嘱给予药物治疗。

情境任务:请在接触病人前、后,穿、脱已使用过的隔离衣。

(8)试题编号:J6-8

关××,男,6岁,因右肋部疱疹伴剧痛2日入院。体格检查:T40℃,双侧腮腺肿大,收住传染科,诊断为带状疱疹。现需为病儿进行口腔护理。

情境任务:请在接触病人前、后,穿、脱已使用过的隔离衣。

(9)试题编号:J6-9

秦××,男,32岁,因体检发现"梅毒确认试验"阳性1天收入传染科,诊断为梅毒Ⅰ期。病人情绪紧张,较为敏感,现需遵医嘱为病人进行静脉输液。

情境任务:请在接触病人前、后,穿、脱已使用过的隔离衣。

(10)试题编号:J6-10

李××,女,46岁,因高热、黏液脓血便伴里急后重1天收住传染科,诊断为急性细菌性痢疾。入院后病人出现畏寒,发热,恶心,呕吐,同时出现左下腹腹痛,严重影响睡眠,现遵医嘱予止痛药肌内注射。

情境任务:请在接触病人前、后,穿、脱已使用过的隔离衣。

2. 实施条件

J6 穿脱隔离衣与手的消毒实施条件

类型	穿脱隔离衣及手的消毒实施条件	备注
场地	(1)模拟病房	
资源	(1)生活垃圾桶、医用垃圾桶;(2)流动水、消毒手设施(配备非手触式水龙头);(3)干手设施(风干机、擦手毛巾等);(4)污衣桶;(5)隔离病房、病床有隔离标志;(6)消毒脚垫;(7)隔离病房门外设有隔离衣悬挂架(柜或壁橱);(8)洗手液	
用物	(1)隔离衣;(2)手消毒液;(3)病历本及护理记录单(按需准备)	
测评专家	每10名学生配备一名考评员,考评员要求具备中级以上职称	

3. 考核时量

穿脱隔离衣与手的消毒:15 分钟(其中用物准备 5 分钟,操作 10 分钟)。

4. 评分标准

J6 穿脱隔离衣及手的消毒考核评分标准

考核内容		考核点及评分要求	分值	扣分	得分	备注
评估及准备 (20 分)	病人 (6 分)	1. 核对医嘱	2			
		2. 评估病人全身情况:年龄、病情、意识状态、隔离种类	2			
		3. 评估病人隔离知识掌握程度	2			
	环境 (4 分)	环境清洁、宽敞,符合隔离技术要求	4			
	操作者 (5 分)	1. 着装整洁,戴圆筒帽,端庄大方	2			
		2. 取下手表及饰物,卷袖过肘,修剪指甲,消毒双手,戴口罩	3			
	用物 (5 分)	用物准备齐全(少一个扣 0.5 分,最多扣 2 分);逐一对用物进行检查,质量符合要求;摆放有序,符合操作原则	5			
实施 (60 分)	穿隔离衣 (25 分)	1. 取下隔离衣,清洁面朝自己,不污染手	2			
		2. 穿衣袖,方法正确,隔离衣的污染面勿触及头面部、口罩、工作服等	6			
		3. 将衣袖尽量抖至腕关节以上,扣好领扣	5			
		4. 扣好肩扣,扣好袖口	4			
		5. 捏住隔离衣两侧边缘,在背后将边缘对齐,向一侧折叠,一手按住折叠处,另一手将腰带拉至背后压住折叠处,将腰带在背后交叉,回到前面打一活结,散端向下系好,手勿触及衣内面	6			
		6. 进入隔离病房护理病人	2			
	脱隔离衣及手的消毒 (25 分)	1. 出隔离病房,解开腰带,在前面打一活结	2			
		2. 解开肩扣、袖扣,将衣袖塞至工作服衣袖内(勿污染自身),暴露双手及腕部	4			
		3. 消毒手:双手浸泡于消毒液中搓擦 2min,彻底揉搓手腕、手掌、手背、手指各面,拇指、指腹和指尖,再按七步洗手法揉搓双手不少于 15 秒,在流动水下冲净双手,擦干或烘干,顺序正确	6			
		4. 解开领扣	3			
		5. 脱衣袖	4			
		6. 两手于肩缝处对齐肩缝和衣袖	2			
		7. 对齐衣领,衣服两边对齐,污染面向内挂在隔离衣架上(半污染区)	4			
	送洗 (10 分)	1. 隔离衣每天更换 1 次,潮湿、污染后立即更换	4			
		2. 将脱下的隔离衣污染面向内折叠卷好,放入污衣桶中	6			

续表

考核内容	考核点及评分要求	分值	扣分	得分	备注
评价 （20分）	1. 遵守隔离原则，无污染	5			
	2. 操作规范，流程熟练，消毒双手时未溅湿隔离衣	5			
	4. 仪表举止优美，不歧视传染病病人	5			
	5. 在规定时间内完成，每超过1分钟扣1分，扣满5分为止	5			
总分		100			

5. 评价指南

①按照《穿脱隔离衣与手的消毒考核评分标准》进行评分；

②操作过程中能够正确区分隔离区、半污染区。操作过程中若出现严重污染情况（如，穿脱衣时隔离衣掉落地上、消毒双手时打湿隔离衣等），发生1次能正确处理者扣5分，发生2次及以上或者出现严重污染不能正确处理者则考核结果为不合格。

模块四　注射给药护理

项目一　药物过敏试验（青霉素）

1. 任务描述

（1）试题编号：J7-1

张××，女，80岁，因食欲缺乏、口腔疼痛3天，发热1天，来医院门诊就诊。体格检查：T39℃，P130次/分，R34次/分，口腔黏膜可见溃疡面，周围红晕，心肺正常。诊断为溃疡性口腔炎。医嘱予以青霉素抗感染治疗。

情境任务：请你遵医嘱为病人进行青霉素过敏试验。

（2）试题编号：J7-2

于××，男，69岁。发热、咳喘5天，加重2天入院。体格检查：T39.2℃，P148次/分，R36次/分，精神较差，面色苍白，口周发绀，鼻翼翕动，咽部充血，呼吸急促。双肺满布中细湿啰音。心音有力，律齐，肝右肋下1cm，无压痛，腹部稍膨隆，无压痛。X线检查示两肺纹理增粗，有斑片状阴影。初步诊断为支气管肺炎。医嘱予以青霉素抗感染治疗。

情境任务：请你遵医嘱为病人进行青霉素过敏试验。

（3）试题编号：J7-3

汪××，女，33岁。因发热、流涕、咳嗽2天入院。体格检查：T39.8℃，P135次/分，R35次/分，唇周青紫，鼻翼翕动，咽部充血。听诊双肺可闻及湿啰音，胸片提示：双肺纹理增粗、紊乱，左下肺心缘旁有小片状阴影。诊断为支气管肺炎。医嘱予以青霉素抗感染治疗。

情境任务：请你遵医嘱为病人进行青霉素过敏试验。

（4）试题编号：J7-4

王××，女，80岁，因犬吠样咳嗽、声嘶、发热1天入院。体格检查：T39℃，P112次/分，R32次/分。精神欠佳，唇红，咽部充血，扁桃体Ⅱ度肿大，三凹征明显，双肺呼吸音粗，可闻及喉鸣音。心律齐，无杂音，腹平软，肝脏肋下未触及，肠鸣音正常。双下肢无水肿。胸片示双肺纹理增多。血常规示白细胞增高。诊断为急性喉炎。医嘱予以青霉素抗感染治疗。

情境任务：请你遵医嘱为病人进行青霉素过敏试验。

(5)试题编号:J7-5

王××,男,出生 6 月,因咳嗽,气促 2 天入院。体格检查:T38.5℃,P142 次/分,R58 次/分,呼吸急促,鼻翼翕动,口周发绀。听诊双肺呼吸音增粗,有湿啰音。胸片:肺纹理增多。诊断为新生儿肺炎。医嘱予以青霉素抗感染治疗。

情境任务:请你遵医嘱为病人进行青霉素过敏试验。

(6)试题编号:J7-6

龙××,女,78 岁。因咳嗽 3 天、气促 2 天就诊。体格检查:T38℃,P130 次/分,R30 次/分。精神欠佳,轻喘,口周无发绀,有轻微的鼻翼翕动,双肺呼吸音粗,可闻及固定的中小湿啰音,心音有力,律齐,腹部无异常征。胸片:肺纹理增粗,两肺下野中内带出现点片状絮状影。诊断为支气管肺炎。医嘱予以青霉素抗感染治疗。

情境任务:请你遵医嘱为病人进行青霉素过敏试验。

(7)试题编号:J7-7

黄××,男,78 岁。发热、咳嗽 4 天,伴气促 2 天就诊。体格检查:T38.5℃,P150 次/分,R50 次/分,烦躁不安,呼吸急促,鼻翼翕动,口周发绀,双肺可闻及少量中、细湿啰音,腹部无异常征。胸片:两肺散在的斑片状阴影。诊断为支气管肺炎。医嘱予以青霉素抗感染治疗。

情境任务:请你遵医嘱为病人进行青霉素过敏试验。

(8)试题编号:J7-8

刘××,男,7 岁,因发热、咳嗽 5 天,咳嗽加重 3 天入院,病人 3 天前因感冒出现发热、流涕、轻微咳嗽,近 3 天咳嗽加重。体格检查:T39.5℃,P112 次/分,R30 次/分,呼吸困难,发绀,两肺布满湿啰音,诊断为小儿肺炎。医嘱予以青霉素抗感染治疗。

情境任务:请你遵医嘱为病人进行青霉素过敏试验。

(9)试题编号:J7-9

张××,男,48 岁,因发热、咳嗽伴气喘 2 天入院,病人 2 天前出现发热、咳嗽、痰多,继而咳嗽加剧,气喘,烦躁不安。体格检查:T38.8℃,P130 次/分,R35 次/分,面色苍白,呼吸急促,双肺闻及固定的中细湿啰音。胸片:双肺纹理增粗,有斑片状阴影。诊断为支气管肺炎。医嘱予以青霉素抗感染治疗。

情境任务:请你遵医嘱为病人进行青霉素过敏试验。

(10)试题编号:J7-10

刘××,女,22 岁,因发热 3 天入院。病人 3 天前不明原因出现发热,体格检查:T39.9℃,P130 次/分,R40 次/分,面色苍白,呼吸急促,双肺闻及固定的中细湿啰音。胸片:双肺纹理增粗,有点片状阴影沿肺纹理分布。诊断为支气管肺炎。医嘱予以青霉素抗感染治疗。

情境任务:请你遵医嘱为病人进行青霉素过敏试验。

(11)试题编号:J7-11

辛××,女,35 岁,因发热、咽痛 3 日入院。病人诉咽部明显疼痛,吞咽时疼痛加剧。体格检查:T39.5℃,咽部充血,扁桃体红肿,表面有脓性渗出物。诊断为化脓性扁桃体炎。医嘱予以青霉素抗感染治疗。

情境任务:请你遵医嘱为病人进行青霉素过敏试验。

2. 实施条件

J7 药物过敏试验(青霉素)实施条件

类型	药物过敏试验实施条件	备注
场地	(1)模拟病房;(2)模拟治疗室;(3)处置室	
资源	(1)病床;(2)志愿者(主考学校随机指定);(3)生活垃圾桶、医用垃圾桶、锐器盒;(4)皮内注射模型	
用物	(1)过敏药物专用注射盘;(2)无菌纱布;(3)皮肤消毒剂;(4)弯盘;(5)试验药物和生理盐水注射液;(6)砂轮和启瓶器;(7)注射卡、无菌棉签和笔;(8)1ml注射器和5ml注射器;(9)急救盒(内备0.1%盐酸肾上腺素、地塞米松、砂轮和注射器);(10)吸痰管、氧气导管、氧气及吸引装置(口述);(11)手消毒剂;(12)病历本及护理记录单(按需准备)	
测评专家	每10名学生配备一名考评员,考评员要求具备中级以上职称	

3. 考核时量

药物过敏试验:25分钟(其中用物准备5分钟,操作20分钟)。

4. 评分标准

J7 药物过敏试验(青霉素)考核评分标准

考核内容		考核点及评分要求	分值	扣分	得分	备注
评估及准备(20分)	病人(9分)	1. 核对医嘱、注射卡	2			
		2. 评估病人全身情况:年龄、病情、意识状态、用药史、过敏史、家族史等	2			
		3. 评估病人局部情况,选择合适注射部位:无红肿、硬结、瘢痕等情况,肢体活动度良好	3			
		4. 评估病人心理状况,解释并取得合作	2			
	环境(2分)	符合配药和注射要求,抢救设施到位	2			
	操作者(4分)	1. 衣帽整洁,挂表	2			
		2. 洗手/消毒手方法正确,戴口罩	2			
	用物(5分)	用物准备齐全(少一个扣0.5分,最多扣2分);逐一对用物进行检查,质量符合要求;按操作先后顺序放置	5			
实施(60分)	配置药物过敏试验溶液(19分)	1. 认真执行三查八对	3			
		2. 配制溶媒选择正确	2			
		3. 过敏试验溶液浓度正确,遵守无菌技术操作原则	8			
		4. 标明过敏药物皮试液,请他人核对	3			
		5. 医用垃圾初步处理正确	3			

续表

考核内容		考核点及评分要求	分值	扣分	得分	备注
实施 （60分）	注射 （32分）	1. 病人信息核对到位,解释规范	2			
		2. 病人体位准备与病情相符,尊重个人意愿	2			
		3. 注射部位选择正确	2			
		4. 皮肤消毒液的选择及消毒方法正确,直径大于5cm	3			
		5. 注射前再次核对药物	3			
		6. 持针方法正确,进针角度、深度符合要求,推注药量准确	8			
		7. 注射后核对并记录	2			
		8. 急救盘放置妥当	2			
		9. 及时消毒双手,方法正确,取下口罩	2			
		10. 注意事项交代到位,病人理解	3			
		11. 医用垃圾初步处理正确	3			
	观察 （4分）	巡视病房,听取病人主诉,了解皮丘情况,及时发现并处理不适反应	4			
	结果判断 （5分）	皮试结果判断准确,告知病人并及时记录	5			
评价 （20分）		1. 病人安全、满意	4			
		2. 操作规范,动作熟练、轻柔	4			
		3. 沟通有效,配合良好,健康指导内容和方式合适	4			
		4. 语言亲切,态度和蔼,关爱病人	4			
		5. 在规定时间内完成,每超过1分钟扣1分,扣完4分为止	4			
总 分			100			

5．评价指南

①按照《药物过敏试验（青霉素）考核评分标准》进行评分；

②药物过敏试验时严格遵守无菌技术操作原则,按照操作规范配制过敏药物试验溶液,剂量准确。注射前对病人的过敏史、用药史、家族史、进食以及注射局部等情况评估到位,对用药目的以及可能发生的不良反应解释清楚；注射部位消毒方法正确,进针角度和深度符合要求,注入体内的药物剂量准确；注射后定时巡视,了解病人的情况；及时观察结果并正确判断和解释。

项目二 肌内注射

1．任务描述

(1)试题编号：J8-1

林××,女,33岁,因"妊娠合并心脏病,心功能Ⅱ级,宫内孕38周,临产"步行入院,于2014年5月22日20：00行胎头吸引术娩出一活男婴。体格检查：T37℃,P110次/分,BP135/80mmHg,心尖区可听及收缩期杂音。诊断为妊娠合并心脏病产后。医嘱：头孢拉定1.0g,肌注,Bid,头孢拉定过敏试验(一)。

情境任务:请你遵医嘱为病人进行1次头孢拉定肌内注射。

(2)试题编号:J8-2

王××,男,40岁,因上腹部胀痛、嗳气不适一年入院,体格检查:T36.5℃,P80次/分,BP120/70mmHg,心肺听诊无异常,胃镜示慢性萎缩性胃炎,幽门螺杆菌检测阳性。诊断:慢性萎缩性胃炎。医嘱:维生素B_{12} 0.5mg,肌注,Qd。

情境任务:请你遵医嘱为病人进行维生素B_{12}肌内注射。

(3)试题编号:J8-3

兰××,女,30岁,因停经34周,阴道流液1小时急诊入院。入院时体格检查:T36.3℃,P88次/分,R18次/分,BP120/76mmHg。心肺听诊无异常,腹隆,无压痛,未扪及宫缩,胎心率140次/分。羊水清亮,量中,无异味。诊断:早产,胎膜早破.为促进胎肺成熟,医嘱:地塞米松5mg,肌注,Q12h。

情境任务:请你遵医嘱为病人进行1次地塞米松肌内注射。

(4)试题编号:J8-4

张××,女,46岁,因后背部皮肤群集性水疱2天就诊。体格检查:T36.5℃,P88次/分,R20次/分,BP110/76mmHg。背部皮肤约手掌大小面积可见群集性水疱,皮损区有灼热感.诊断为单纯性病毒性疱疹。门诊医嘱:利巴韦林200mg,肌注,Tid。

情境任务:请你遵医嘱为病人进行1次利巴韦林肌内注射。

(5)试题编号:J8-5

李××,男,32岁,因受凉后出现嘴角右歪2小时,步行入院。体格检查:T36.7℃,P78次/分,R20次/分,BP110/70mmHg。左侧鼻唇沟平坦,左嘴角下垂,鼓腮嘴角不能闭合.诊断:左侧面神经瘫痪。医嘱:维生素B_1 100mg,肌注,Qd。

情境任务:请你遵医嘱为病人进行1次维生素B_1肌内注射。

(6)试题编号:J8-6

赵××,男,60岁,因口服氨苄西林,全身皮肤出疹、瘙痒2小时入院。体格检查:T36.2℃,P68次/分,R18次/分,BP120/76mmHg。全身皮肤可见散在性红疹,瘙痒,可见抓痕。诊断:过敏性皮炎。门诊医嘱:地塞米松10mg,肌内注射,st。

情境任务:请你遵医嘱为病人进行1次地塞米松肌内注射。

(7)试题编号:J8-7

张××,男,20岁,发热、咳嗽、咳痰2天,咳嗽加剧,气喘,烦躁不安2小时入院。体格检查:T38.8℃,HR130次/分,R35次/分,面色苍白,呼吸急促,双肺闻及固定的中细湿啰音。胸部X线显示双肺纹理增粗,有斑片状阴影。诊断为支气管肺炎。医嘱:青霉素80万^u,肌内注射,Q6h,青霉素皮肤过敏试验(一)。

情境任务:请你遵医嘱为病人进行1次青霉素肌内注射。

(8)试题编号:J8-8

李××,女,46岁,因高热、黏液脓血便伴里急后重1天收住传染科,体格检查:T39.5℃,P110次/分,R25次/分,BP90/66mmHg。心肺未闻及异常,肠鸣音亢进伴左下腹压痛,诊断为急性细菌性痢疾。医嘱:复方氨基比林2ml,肌内注射,st。

情境任务:请你遵医嘱为病人进行1次复方氨基比林肌内注射。

(9)试题编号:J8-9

宋××,女,28岁,因停经67天,恶心、呕吐1月,加重3天入院。停经50天时行B超示：宫内早孕,单活胎。入院时体格检查：T36.4℃,P84次/分,R18次/分,BP120/70mmHg。心肺听诊无异常,腹平软,无压痛。尿常规结果显示：酮体(+++)。诊断：妊娠剧吐。长期医嘱：维生素$B_6$100mg,肌注,Qd。

情境任务：请你遵医嘱为病人进行1次维生素B_6肌内注射。

(10)试题编号：J8-10

关××,男,6岁,因右肋部疱疹伴剧痛2天入院。体格检查：T:40℃,右肋部见密集疱疹,面积约5.0cm×3.0cm。诊断：带状疱疹。医嘱：布桂嗪20mg,肌内注射,st。

情境任务：请你遵医嘱为关××进行1次强痛定肌内注射。

(11)试题编号：J8-11

林××,男,23岁,因反复咳嗽、咳痰、气促2月入院。体格检查：T36℃,R32次/分,BP90/60mmHg,两肺上部可闻及干性啰音,两肩胛下区可闻细湿啰音。X线胸片示两肺透亮度增加,肺纹理紊乱、增多。诊断为慢性支气管炎急性发作。医嘱：青霉素80万ᵘ,肌内注射,Bid,青霉素皮肤过敏试验(一)。

情境任务：请你遵医嘱为病人进行青霉素肌内注射。

2. 实施条件

J8 肌内注射实施条件

类型	肌内注射实施条件	备注
场地	(1)模拟病房；(2)模拟治疗室；(3)处置室	
资源	(1)病床；(2)志愿者(主考学校随机指定)；(3)生活垃圾桶、医用垃圾桶、锐器盒；(4)屏风；(5)肌内注射模型	
用物	(1)无菌持物钳/镊及持物钳/镊筒；(2)敷料缸(内备无菌纱布数块)；(3)无菌盘；(4)砂轮；(5)药物(遵医嘱)；(6)一次性注射器(根据需要选择合适型号)；(7)弯盘；(8)注射卡和笔；(9)无菌棉签；(10)手消毒剂；(11)皮肤消毒液；(12)必要时配抢救盒；(13)病历本及护理记录单(按需准备)	
测评专家	每10名学生配备一名考评员,考评员要求具备中级以上职称	

3. 考核时量

肌内注射：15分钟(其中用物准备5分钟,操作10分钟)。

4. 评分标准

J8　肌内注射考核评分标准

考核内容		考核点及评分要求	分值	扣分	得分	备注
评估及准备（20分）	病人（9分）	1. 核对医嘱、注射卡	2			
		2. 评估病人全身情况：年龄、病情、意识状态、用药史、过敏史、家族史等	3			
		3. 评估病人局部情况，选择合适注射部位：无红肿、硬结、瘢痕等情况，肢体活动度良好	2			
		4. 评估病人心理状况，解释并取得合作	2			
	环境（2分）	环境符合注射要求，保护隐私	2			
	操作者（4分）	1. 衣帽整洁，佩戴挂表	2			
		2. 洗手/消毒手方法正确，戴口罩	2			
	用物（5分）	用物准备齐全（少一个扣0.5分，最多扣2分）；逐一对用物进行检查，质量符合要求；摆放有序，符合操作原则	5			
实施（60分）	备药（13分）	1. 核对注射卡、药物	2			
		2. 规范抽吸药液，剂量准确，无污染、无浪费	4			
		3. 再次核对并签名	2			
		4. 请他人核对并签名	3			
		5. 医用垃圾初步处理正确	2			
	注射（40分）	1. 带用物至病人床旁，核对床号、姓名，并解释	2			
		2. 协助病人取合适体位	3			
		3. 注射部位选择合适，定位方法正确并能口述	6			
		4. 注射部位皮肤消毒符合要求（消毒两遍，消毒直径不小于5cm，不留缝隙，待干）	4			
		5. 注射前查对，排尽空气，备干棉签	3			
		6. 持针方法正确，皮肤绷紧，进针角度、深度合适，进针后回抽无回血，注射一次成功	8			
		7. 缓慢推药并口述，询问病人感受	4			
		8. 注射完毕快速拔针并按压	2			
		9. 及时处理注射器和针头	3			
		10. 再次核对、记录	3			
		11. 及时消毒双手，取下口罩	2			
	注射后处理（7分）	1. 整理床单位，帮助病人取舒适体位	1			
		2. 健康指导内容、方式合适	2			
		3. 医用垃圾初步处理正确	2			
		4. 巡视病房，听取病人主诉，及时发现并处理用药后反应	2			

续表

考核内容	考核点及评分要求	分值	扣分	得分	备注
评价 (20分)	1. 遵守原则和规范,无菌观念强,做到了"五个准确"	4			
	2. 动作轻柔,运用无痛注射技术	4			
	3. 护患沟通良好,健康指导有效	4			
	4. 仪表举止端庄,关爱病人	4			
	5. 在规定时间内完成,每超过1分钟扣1分,扣满4分为止	4			
总分		100			

5. 评价指南

①按照《肌内注射考核评分标准》进行评分;

②操作过程中能够严格无菌原则及查对制度;能正确选择注射部位及准确定位;操作熟练,动作轻柔。

项目三　静脉血标本采集(真空管)

1. 任务描述

(1)试题编号:J9-1

何××,女,23岁,因停经36周,头痛1天入院,近一周来,体重异常增加,下肢水肿,经休息后水肿不消退。体格检查:T37.0℃,P86次/分,R25次/分,BP140/90mmHg,踝部及小腿有明显凹陷性水肿。诊断:妊娠高血压疾病。医嘱:静脉采血查血清电解质。

情境任务:请遵医嘱为病人静脉采血。

(2)试题编号:J9-2

姜××,男,36岁。蛋白尿阳性4月余入院。体格检查:T36.9℃,P92次/分,R21次/分,BP140/95mmHg。轻度贫血貌,颜面部、双下肢无明显水肿,心肺听诊无异常。初步诊断为慢性肾炎。医嘱:静脉采血查肾功能。

情境任务:请遵医嘱为病人静脉采血。

(3)试题编号:J9-3

肖××,女,23岁。因恶心、呕吐5天,右上腹痛3天急诊入院,病人5天前无明显诱因出现持续恶心、呕吐,随后出现上腹部疼痛,2天前家属发现其皮肤黄染。体格检查:T37℃,P96次/分,R20次/分,BP106/86mmHg。面色苍白,巩膜轻度黄染,浅表淋巴结未触及,甲状腺不肿大。诊断:病毒性肝炎。医嘱:静脉采血查肝功能。

情境任务:请遵医嘱次晨为病人静脉采血。

(4)试题编号:J9-4

张××,26岁,初产妇。因停经31周,阴道血性分泌物2小时,轻微不规则阵发性腹痛1小时入院。体格检查:T36.3℃,P86次/分,R20次/分,BP120/80mmHg。心肺未见明显异常。羊水指数在5.1cm~6.0cm。诊断:先兆早产、羊水过少、胎儿发育迟缓。医嘱:静脉采血查电解质。

情境任务:请遵医嘱为病人静脉采血。

(5)试题编号:J9-5

蔡××,女,42岁,因多饮、多食、消瘦1月入院。既往体健,饮食不规律,父母均有糖尿病史,1月前出现多饮、多食、消瘦,常感乏力,今来院就诊。诊断:糖尿病。医嘱:静脉采血查血糖。

情境任务:请遵医嘱为病人静脉采血。

(6)试题编号:J9-6

范××,女,7岁。因流涕、咳嗽5天,咳嗽加重3天入院,3天前出现流鼻涕、轻微咳嗽,诊断为上呼吸道感染。近3天咳嗽加重,发热。体格检查:T39.5℃,呼吸困难,发绀,两肺布满湿啰音,诊断为小儿肺炎,医嘱:静脉采血查血清电解质。

情境任务:请遵医嘱为病人静脉采血。

(7)试题编号:J9-7

李××,男,65岁,因反复上腹部疼痛5年,伴呕吐24小时急诊入院。经检查诊断为胃溃疡伴幽门梗阻。拟在全麻下行胃大部切除术,术前1天,医嘱:静脉采血查血常规、凝血功能、做血型鉴定及交叉配血试验。

情境任务:请遵医嘱为病人静脉采血。

(8)试题编号:J9-8

李××,女,25岁。因停经20周,腹部急剧增大伴呼吸困难半月入院。病人既往月经规律,孕早期无明显不适,近半月来自觉腹部急剧增大伴呼吸困难,进食减少,便秘。经B超检查诊断:(1)宫内妊娠臀位单活胎;(2)急性羊水过多。需进一步检查。医嘱:静脉采血查血糖、肝肾功能。

情境任务:请遵医嘱为病人静脉采血。

(9)试题编号:J9-9

于××,男,20岁。因急性腹痛2天入院,体格检查:腹部肌肉紧张,麦氏点明显压痛和反跳痛,B超显示:肿大阑尾及周围渗液呈片状阴影,诊断为急性阑尾炎。医嘱:静脉采血查血常规及凝血全套,st。

情境任务:请遵医嘱立即为病人静脉采血。

(10)试题编号:J9-10

秦××,女,28岁。皮肤瘙痒半月。病人既往体健,半月前开始出现小腿瘙痒,进而蔓延至大腿及上肢,夜间加重,偶有恶心、呕吐,遂来院就诊。体格检查:T36.5℃,P98次/分,R20次/分,BP120/80mmHg,皮肤黏膜无黄染,上肢及大腿皮肤见抓痕。医嘱:静脉采血查肝、肾功能。

情境任务:请遵医嘱为病人静脉采血。

(11)试题编号:J9-11

秦××,男,44岁。因反复发热1月余来院就诊。体格检查:T39℃,P100次/分,R25次/分,BP120/75mmHg,实验室检查:红细胞$2.6×10^{12}$/L,血红蛋白40g/L,白细胞$24.6×10^9$/L,血小板$76×10^9$/L。医嘱:静脉采血行细菌培养、交叉配血试验。

情境任务:请遵医嘱次晨为病人静脉采血。

2. 实施条件

J9 静脉血标本采集(真空管)实施条件

类型	静脉血标本采集技术(真空管)实施条件	备注
场地	(1)模拟病房;(2)模拟治疗室;(3)处置室	
资源	(1)治疗台;(2)病床;(3)志愿者(主考学校随机指定);(4)生活垃圾桶、医用垃圾桶、锐器盒;(5)静脉采血模型	
用物	(1)注射盘(内装皮肤消毒液、无菌棉签、注射小垫枕、一次性垫巾);(2)真空采血针;(3)真空采血管;(4)一次性手套;(5)一次性止血带;(6)化验单、笔;(7)弯盘;(8)锐器盒;(9)手消毒剂;(10)病历本及护理记录单(按需准备)	
测评专家	每10名学生配备一名考评员,考评员要求具备中级以上职称	

3. 考核时量:

静脉血标本采集(真空管):25分钟(其中用物准备10分钟,操作15分钟)。

4. 评分标准

J9 静脉血标本采集(真空管)考核评分标准

考核内容		考核点及评分要求	分值	扣分	得分	备注
评估及准备(20分)	病人(10分)	1. 核对医嘱、检验单	2			
		2. 全身情况:病情、意识、检查项目、采血前的用药情况,是否进餐	3			
		3. 局部情况:注射部位皮肤有无瘢痕、硬结、炎症;静脉充盈度及管壁弹性;肢体活动情况,若一侧肢体有静脉输液,应在对侧肢体采血	3			
		4. 评估病人心理状况,解释并取得合作	2			
	环境(2分)	环境清洁、干燥、明亮,符合注射要求	2			
	自身(3分)	1. 着装整洁,端庄大方	1			
		2. 消毒双手/消毒手方法正确,戴口罩	2			
	用物(5分)	用物准备齐全(少或者准备错误一个扣0.5分,最多扣2分);逐一对用物进行检查,质量符合要求;摆放有序,符合操作原则	5			
实施(60分)	采集前准备(11分)	1. 标本容器标签粘贴正确,核对检验单及标本容器	4			
		2. 核对病人、解释合理,病人体位合适,选择血管正确	4			
		3. 备好一次性止血带、小枕及一次性垫巾	3			

续表

考核内容		考核点及评分要求	分值	扣分	得分	备注
实施 (60 分)	采集过程 (40 分)	1. 正确消毒双手,戴手套及口罩,扎一次性止血带,注射部位皮肤消毒符合要求,待干(消毒两遍,消毒范围不小于5cm,中间不留缝隙),嘱病人握拳	8			
		2. 穿刺前查对,备干棉签	4			
		3. 正确持采血针,绷紧皮肤,持针方法正确(针头斜面向上与皮肤呈 15°～30°角刺入静脉内),见回血后抽取所需血量	10			
		4. 根据检验目的的不同将标本注入不同标本容器内	4			
		5. 松一次性止血带,松拳,采血完毕快速拔针,按压得当,沟通到位	8			
		6. 正确处理采血针及其他医用垃圾	4			
		7. 再次核对检验单,将真空采血管上的条码粘贴在检验单上	2			
	操作后处理 (9 分)	1. 脱手套,消毒双手,取下口罩	2			
		2. 记录,健康指导内容合理	3			
		3. 将标本送检,按规定对物品进行分类处理	4			
评价 (20 分)		1. 病人满意,穿刺部位皮肤无肿胀、疼痛	4			
		2. 操作规范,流程熟练,严格遵守查对制度和无菌技术操作原则	4			
		3. 仪表举止大方得体,关爱病人,体现整体护理理念	4			
		4. 护患沟通有效,病人合作,并知道静脉血标本采集的目的和意义	4			
		5. 在规定时间内完成,每超过 1 分钟扣 1 分,扣满 4 分为止	4			
总分			100			

5. 评价指南

①按照《静脉血标本采集(真空管)考核评分标准》进行评分;

②静脉血标本采集严格执行查对制度和无菌技术操作原则;根据不同的检验目的选择标本容器并计算所需采血量,一般血培养取血 5ml,对亚急性细菌性心内膜炎病人,为提高培养阳性率,采血 10～15ml;同时抽取几个项目的标本时,一般应先注入血培养瓶,然后注入抗凝管,最后注入干燥管;培养标本应在使用抗生素前采集,如已使用应在检验单上注明;标本应及时送检,如特殊标本注明采集时间。

项目四　密闭式静脉输液

1. 任务描述

（1）试题编号：J10-1

柳××，男，37岁，因严重外伤致意识丧失5分钟，现场立即进行心肺复苏，神志恢复后送医院抢救，诊断：脑损伤，心肺复苏术后。医嘱：生理盐水100ml＋头孢拉定3.0g，ivgtt Bid，40滴/分。头孢拉定皮试（一）。

情境任务：请遵医嘱为病人实施密闭式静脉输液。

（2）试题编号：J10-2

李××，男，45岁，突发心前区持续剧烈疼痛，伴烦躁不安、大汗、精神紧张、恐惧1小时急诊入院。既往有冠心病病史10年。诊断：急性心肌梗死。医嘱：10％葡萄糖注射液100ml＋尿激酶150万u，ivgtt st，50滴/分。

情境任务：请遵医嘱为病人实施密闭式静脉输液。

（3）试题编号：J10-3

石××，女，62岁。突发头痛、右侧肢体无力，继而意识丧失倒地半小时，急诊入院。体格检查：神志不清，双侧瞳孔等大等圆，对光反射迟钝，鼾声呼吸，BP190/105mmHg，诊断为脑出血。医嘱：20％甘露醇250ml，ivgtt st，100滴/分。

情境任务：请遵医嘱为病人实施密闭式静脉输液。

（4）试题编号：J10-4

刘××，女，65岁，因右上腹疼痛半年，加重一周入院，诊断：胆囊结石。腹腔镜胆囊切除术后返回病房，医嘱：生理盐水100ml＋头孢拉定3.0g，ivgtt Bid，40滴/分。头孢拉定皮试（一）。

情境任务：请遵医嘱为病人实施密闭式静脉输液。

（5）试题编号：J10-5

赵××，男，56岁，胸闷、气促伴双下肢水肿半月，加重5天急诊入院，诊断为急性心包炎。医嘱：生理盐水100ml＋头孢拉定3.0g，ivgtt Bid，40滴/分。头孢拉定皮试（一）。

情境任务：请遵医嘱为病人实施密闭式静脉输液。

（6）试题编号：J10-6

杨××，女，50岁，因经量增多，经期延长2年，症状加重3个月入院。体格检查：贫血貌，子宫前位，约妊娠5个月大小，宫体表面呈结节感、质硬、宫体活动度好，无明显压痛。实验室检查：血红蛋白81g/L。诊断：子宫肌瘤。医嘱：生理盐水100ml＋罗红霉素2.0g，ivgtt Bid，40滴/分。

情境任务：请遵医嘱为病人实施密闭式静脉输液。

（7）试题编号：J10-7

李××，男，74岁，既往有慢性前列腺增生病史近20年，因血尿40天，近2天加重入院。诊断为慢性肾功能不全。医嘱：生理盐水100ml＋头孢拉定3.0g，ivgtt Bid，40滴/分。头孢拉定皮试（一）。

情境任务：请遵医嘱为病人实施密闭式静脉输液。

（8）试题编号：J10-8

李××，女，26岁，因车祸致双腿外伤，剧烈疼痛1小时，出血量较大，急诊入院。诊断：双下肢多处挫裂伤。医嘱：10％葡萄糖注射液500ml＋酚磺乙胺2.5g，ivgtt st，60滴/分。

情境任务:请遵医嘱为病人实施密闭式静脉输液。

(9)试题编号:J10-9

张××,男,37岁,因反复发作性上腹部饥饿性疼痛1年,伴腹痛难忍1小时入院,诊断为十二指肠溃疡急性穿孔。医嘱:生理盐水250ml+泮托拉唑40mg,ivgtt QD,60滴/分。

情境任务:请遵医嘱为病人实施密闭式静脉输液。

(10)试题编号:J10-10

王××,女,35岁,因反复上腹部疼痛5年伴呕吐24小时急诊入院。诊断为胃溃疡伴幽门梗阻。在全麻下行毕Ⅱ式胃大部切除术,术后自感胸闷、心悸。医嘱:10%葡萄糖注射液500ml+维生素C 2.0g,ivgtt st,30滴/分。

情境任务:请遵医嘱为病人实施密闭式静脉输液。

(11)试题编号:J10-11

宋××,女,48岁,因进食不洁净食物致腹泻1天入院。医嘱:生理盐水100ml+头孢替唑钠2.0g,ivgtt st,30滴/分。皮试结果(一)。

情境任务:请遵医嘱为病人实施密闭式静脉输液。

2. 实施条件

J10 密闭式静脉输液实施条件

类型	密闭式静脉输液实施条件	备注
场地	(1)模拟病房;(2)模拟治疗室;(3)处置室	
资源	(1)治疗台;(2)病床;(3)志愿者(主考学校随机指定);(4)生活垃圾桶、医用垃圾桶、锐器盒;(5)静脉输液模型	
用物	(1)一次性密闭式输液器;(2)一次性注射器;(3)输液架;(4)剪刀;(5)皮肤消毒剂;(6)无菌棉签;(7)弯盘;(8)一次性止血带;(9)无菌纱布;(10)瓶签;(11)输液溶液;(12)药物;(13)砂轮;(14)输液贴;(15)小枕及一次性垫巾;(16)笔;(17)输液卡;(18)手消毒剂;(19)夹板和绷带(按需准备);(20)一次性手套(按需准备);(21)急救盒(按需准备);(22)病历本及护理记录单(按需准备)	
测评专家	每10名学生配备一名考评员,考评员要求具备中级以上职称	

3. 考核时量

密闭式静脉输液:25分钟(其中用物准备10分钟,操作15分钟)。

4. 评分标准

J10　密闭式静脉输液考核评分标准

考核内容		考核点及评分要求	分值	扣分	得分	备注
评估及准备（20分）	病人（9分）	1. 核对医嘱、输液卡	2			
		2. 评估病人全身情况：年龄、病情、意识状态、用药史、过敏史、家族史等	3			
		3. 评估病人局部情况，选择合适注射部位：无红肿、硬结、瘢痕等情况，肢体活动度良好	2			
		4. 评估病人心理状况，解释并取得合作	2			
	环境（2分）	治疗室及病室环境均符合输液要求	2			
	操作者（4分）	1. 衣帽整洁，挂表	2			
		2. 消毒双手/洗手方法正确，戴口罩	2			
	用物（5分）	用物准备齐全（少或者准备错误一个扣0.5分，最多扣2分）；逐一对用物进行检查，质量符合要求；摆放有序，符合操作原则	5			
实施（60分）	备药（15分）	1. 核对输液卡，评估药物	2			
		2. 输液瓶瓶签上书写内容准确	2			
		3. 添加药液执行三查八对，剂量准确，无菌观念强	4			
		4. 请他人核对并签名	3			
		5. 关调节器开关，一次性输液器插入正确	2			
		6. 医用垃圾初步处理正确	2			
	输液（35分）	1. 再次核对输液卡、病人、药液；沟通有效；体位准备合适	6			
		2. 备好输液贴，再次查对后挂输液瓶	3			
		3. 初次排气一次成功，药液无浪费	3			
		4. 垫一次性垫枕，扎一次性止血带位置正确、松紧适宜，穿刺部位消毒方法正确	4			
		5. 再次排气，穿刺一针见血	5			
		6. 输液贴固定牢固、美观	2			
		7. 输液速度调节正确	2			
		8. 记录输液的时间、滴速并签名	2			
		9. 消毒双手，取下口罩	2			
		10. 整理床单位，帮病人取舒适体位	2			
		11. 健康指导有效，病人能理解和复述	2			
		12. 医用垃圾初步处理正确	2			

续表

考核内容		考核点及评分要求	分值	扣分	得分	备注
	观察 (2分)	巡视病房,听取病人主诉,及时发现并处理输液故障、不适反应;需要继续输液者更换药物方法正确(可口述)	2			
	拔针 (8分)	1 再次核对,解释,消毒双手,戴口罩	2			
		2. 拔针方法、按压时间及方式正确,穿刺部位无出血、肿胀	2			
		3. 医用垃圾初步处理正确	1			
		4. 消毒双手,取下口罩	1			
		5. 健康指导内容有针对性	2			
评价 (20分)		1. 病人安全、满意	4			
		2. 操作规范,坚持三查八对,无菌观念强	4			
		3. 护患沟通有效,病人合作	4			
		4. 仪表举止大方得体,关爱病人,体现整体护理理念	4			
		5. 在规定时间内完成,每超过1分钟扣1分,扣满4分为止	4			
总分			100			

5. 评价指南

①按照《密闭式静脉输液考核评分标准》进行评分;

②操作中严格执行查对制度,遵守无菌技术操作原则。注意与病人沟通,态度亲切。健康指导内容根据病人病情、药物而定,有针对性。

模块五　急救护理

项目一　氧气吸入(氧气筒供氧)

1. 任务描述

(1)试题编号:J11-1

江××,男,22岁,车祸致左上腹疼痛2小时急诊入院。体格检查:T37℃,P116次/分,R24次/分,BP60/40mmHg。神志清楚,面色苍白,呼吸急促,烦躁不安,脉搏细速,四肢湿冷。腹平,触软。左上腹压痛明显,无反跳痛。诊断:腹部损伤、脾破裂。医嘱:吸氧2~4L/min。

情境任务:请遵医嘱为病人行氧气筒给氧。

(2)试题编号:J11-2

王××,男,75岁,因咳嗽、咳痰、气促3天急诊入院。体格检查:T39.1℃,P102次/分,R28次/分,BP140/100mmHg,神志清楚,口唇发绀,呼吸困难,双肺底可闻及散在分布湿性啰音。诊断:肺炎。医嘱:吸氧2~4L/min。

情境任务:请遵医嘱为病人行氧气筒给氧。

(3)试题编号:J11-3

王××,女,27岁,因孕40周,呼吸急促1天入院待产。体格检查:T36.7℃,P112次/分,R28次/分,BP130/90mmHg,胎心率160次/分,无宫缩。右下肺闻及湿性啰音。诊断:宫内孕合并急性上呼吸道感染。医嘱:吸氧2~4L/min。

情境任务:请遵医嘱为病人行氧气筒给氧。

(4)试题编号:J11-4

杨××,女,63岁,因慢性咳嗽、咳痰、喘息10年,加重3天入院。体格检查:T36.7℃,P106次/分,R28次/分,BP150/95mmHg,神志恍惚,躁动,呼吸急促,口唇发绀。桶状胸,双侧语颤减弱,叩诊呈过清音,双肺满布湿啰音,心界扩大。诊断为慢性肺源性心脏病;肺性脑病,医嘱:吸氧1~2L/min。

情境任务:请遵医嘱为病人行氧气筒给氧。

(5)试题编号:J11-5

江××,女,75岁,因胸闷、气促6年,加重5天急诊入院。诊断:慢性肺源性心脏病并右心功能不全。血气分析结果显示$PaO_2$44mmHg,$PaCO_2$67mmHg。医嘱:吸氧1~2L/min。

情境任务:请遵医嘱为病人行氧气筒给氧。

(6)试题编号:J11-6

刘××,男,65岁,因持续性心前区疼痛、伴左肩臂酸胀4小时急诊入院,病人4小时前无明显诱因出现心前区疼痛,含硝酸甘油1片未见好转。体格检查:T37℃,P98次/分,R28次/分,BP160/90mmHg,出汗,口唇发绀。既往有高血压病史6年,未规律治疗。诊断为冠心病,心肌梗死。血气分析结果为$PaO_2$45mmHg,$PaCO_2$62mmHg。医嘱:吸氧1~2L/min。

情境任务:请遵医嘱为病人行氧气筒给氧。

(7)试题编号:J11-7

周××,男,68岁,因反复咳嗽、咳痰伴进行性呼吸困难12年,加重3天入院。体格检查:T38.1℃,P108次/分,R30次/分,BP140/80mmHg,气促,发绀明显,烦躁不安,神情恍惚,不能平卧,咳黄色黏稠痰,血气分析$PaO_2$48mmHg,$PaCO_2$65mmHg。诊断:慢性肺源性心脏病,肺性脑病。医嘱:立即吸氧1~2L/min。

情境任务:请遵医嘱为病人行氧气筒给氧。

(8)试题编号:J11-8

李××,男,72岁,因反复发作心前区疼痛2周,加重3天急诊入院。5年前有过急性心肌梗死病史。体格检查:T37.1℃,P80次/分,R24次/分,BP150/95mmHg。心电图显示左室肥厚并劳损,T波低平。诊断:冠心病,心绞痛,陈旧性心肌梗死。医嘱:吸氧2~4L/min。情境任务:请遵医嘱为病人行氧气筒给氧。

(9)试题编号:J11-9

李××,男,64岁,因反复咳嗽、咳痰15年,呼吸困难3年,加重2天入院,既往有慢性支气管炎史15年,慢性肺心病史3年。今晨护士巡视病房,发现病人咳嗽、呼吸急促、大汗淋漓、咳粉红色泡沫痰。诊断:急性左心衰竭。医嘱:吸氧6~8L/min。

情境任务:请遵医嘱为病人行氧气筒给氧。

(10)试题编号:J11-10

严××,男,45岁,因截瘫1年,咳嗽、咳痰1周,伴呼吸困难3天急诊入院。体格检查:T39.1℃,P138次/分,R30次/分,BP140/80mmHg,痰黄色,黏稠,口唇明显紫绀,听诊双肺闻及固定的中细湿啰音。胸片:双肺纹理增粗。诊断:肺炎,腰髓损伤截瘫。医嘱:吸氧2~4L/min。

情境任务:请遵医嘱为病人行氧气筒给氧。

2. 实施条件

J11　氧气吸入(氧气筒供氧)实施条件

类型	氧气吸入(氧气筒供氧)实施条件	备注
场地	(1)模拟病房；(2)模拟治疗室；(3)处置室	
资源	(1)病床；(2)志愿者(主考学校随机指定)；(3)生活垃圾桶、医用垃圾桶；(4)多功能护理人	
用物	(1)氧气筒；(2)氧气表；(3)湿化瓶(内盛蒸馏水或冷开水或20%～30%乙醇1/3～1/2满)；(4)通气管；(5)一次性双腔鼻导管；(6)无菌纱布2块；(7)小药杯盛冷开水；(8)棉签；(9)笔；(10)弯盘；(11)剪刀；(12)扳手；(13)输氧卡；(14)手消毒剂；(15)手电筒；(16)病历本及护理记录单(按需准备)	
测评专家	每10名学生配备一名考评员，考评员要求具备中级以上职称	

3. 考核时量

氧气筒给氧：20分钟(其中用物准备10分钟，操作10分钟)。

4. 评分标准

J11　氧气吸入(氧气筒供氧)考核评分标准

考核内容		考核点及评分要求	分值	扣分	得分	备注
评估及准备(20分)	病人(9分)	1. 核对医嘱、输氧卡	2			
		2. 评估病人全身情况：年龄、病情、意识、生命体征、缺氧的原因、表现和程度	2			
		3. 评估病人局部情况：鼻腔有无分泌物、黏膜有无红肿，鼻中隔是否偏曲、鼻腔是否通畅等	3			
		4. 评估病人心理状况，解释并取得合作	2			
	环境(3分)	清洁、宽敞、明亮、安全、舒适，病房无明火，远离热源	3			
	操作者(3分)	1. 洗手、戴口罩	2			
		2. 着装整洁，端庄大方	1			
	用物(5分)	用物准备齐全(少一个扣0.5分，最多扣2分)；检查氧气筒内是否有氧，氧气表有无漏气，四防标志是否明显，逐一对用物进行检查，质量符合要求；摆放有序，符合操作要求	5			
实施(60分)	装表(8分)	(1)冲尘(2)上氧气表(3)连接通气管、湿化瓶(4)按关流量开关—开总开关—开流量开关的程序检查氧气表是否装好，装置是否漏气，再关流量开关，备用	8			

续表

考核内容		考核点及评分要求	分值	扣分	得分	备注
实施 (60分)	给氧 (32分)	1. 带用物至床旁,核对床号、姓名、手腕带并解释	4			
		2. 协助病人取舒适体位	2			
		3. 检查、清洁双侧鼻腔	2			
		4. 连接鼻导管,调节流量	5			
		5. 湿化并检查鼻导管是否通畅	4			
		6. 插管、固定(将导管环绕病人耳部向下放置,长期输氧者将导管绕至枕后固定,调整松紧度)	4			
		7. 洗手、取下口罩,记录给氧时间及流量,挂输氧卡	4			
		8. 交代用氧注意事项	4			
		9. 观察及评估病人缺氧改善情况	3			
	停氧 (18分)	1. 遵医嘱停氧,带用物至床旁,核对床号、姓名,与病人沟通。洗手、戴口罩。	4			
		2. 拔出鼻导管,关总开关-放余氧-关氧流量表开关	4			
		3. 洗手,取下口罩,记录停氧时间	3			
		4. 协助病人取舒适卧位,整理床单位,健康指导(安全用氧知识)	3			
		5. 分离鼻导管、通气管、湿化瓶,卸表	4			
	处理 (2分)	按规定分类处理用物	2			
评价 (20分)		1. 病人满意,缺氧症状改善,感觉舒适、安全	4			
		2. 操作规范,流程熟练,氧疗装置无漏气	4			
		3. 仪表举止大方得体,关爱病人,体现整体护理理念	4			
		4. 护患沟通有效,病人合作,并知道安全用氧的知识	4			
		5. 在规定的时间内完成,每超过1分钟扣1分,扣满4分为止	4			
总分			100			

5. 评价指南

①按照《氧气吸入(氧气筒供氧)考核评分标准》进行评分;

②操作前应根据情境任务要求准备合适的用物;操作后按要求分类处理用物。操作过程中若操作者出现意外情况(如模型上鼻导管脱落、氧气筒衔接故障、通气管脱落等),发生1次能正确处理者不扣分,发生2次均能够正确处理扣5分,发生3次及以上或不能正确处理者则为不合格。

项目二　电动吸引器吸痰(经鼻腔)

1. 任务描述

(1)试题编号:J12-1

夏××,男,70岁。因突发意识障碍,右侧肢体偏瘫半小时入院。体格检查:T37.4℃,P98次/分,R34次/分,BP180/110mmHg,浅昏迷,有痰鸣音,双肺呼吸音稍粗,双下肺可闻及散在干、湿性啰音。呼吸稍促,X线胸片:双肺纹理增多、粗,右下肺可见少许斑点片状模糊影。经颅脑CT检查诊断:脑出血(左内囊区)。医嘱:吸痰,prn。

情境任务:请你遵医嘱为夏某吸痰1次。

(2)试题编号:J12-2

于××,男,72岁。因急性腹痛1天入院,腹部检查明显压痛和肌紧张,麦氏点压痛明显,诊断:急性阑尾炎。术后第3天,出现咳嗽、咳痰。体格检查:T39℃,P105次/分,R32次/分,BP130/79mmHg,听诊喉中有痰鸣音,右下肺闻及湿啰音,呼吸道内大量分泌物。医嘱:吸痰,prn。

情境任务:请你遵医嘱为于某吸痰1次。

(3)试题编号:J12-3

王××,女,54岁,因劳力性呼吸困难伴反复咳嗽、咳痰15年,加重1周入院,病人发病以来精神、食欲较差,大便未见异常,小便减少,睡眠质量差,诊断:风湿性心脏病二尖瓣狭窄。行二尖瓣置换术后1天,体格检查:T38.1℃,P102次/分,R34次/分,BP120/85mmHg,浅昏迷,听诊喉中有痰鸣音。医嘱:吸痰,prn。

情境任务:请你遵医嘱为王某吸痰1次。

(4)试题编号:J12-4

李××,男,60岁,因咳嗽、咳痰2天,喘息伴发绀1小时入院。病人2天前受凉后出现咳嗽,咳白色黏液痰,不易咳出,无夹血丝,无明显发热盗汗,无明显乏力、食欲缺乏。体格检查:T38.2℃,P150次/分,R56次/分,口唇发绀,鼻翼翕动、三凹征明显,听诊喉中有痰鸣音,双肺可闻及大量细湿啰音,X线示大小不等的片状阴影。诊断:支气管肺炎。医嘱:吸痰,prn。

情境任务:请你遵医嘱为李某吸痰1次。

(5)试题编号:J12-5

王××,女,1岁,因咳嗽、痰多3天,呼吸急促2小时入院。病人3天前无明显诱因出现咳嗽、咳痰,伴发热,无寒战及抽搐。体格检查:T39.1℃,P102次/分,R34次/分,BP150/85mmHg,神志清楚,口唇发绀,咽部充血,双肺可闻及湿啰音,少许喘鸣音。心音有力,腹软,肝脾无肿大,四肢温暖,神经系统未见异常。经胸部X线检查诊断:肺炎。医嘱:吸痰,prn。

情境任务:请你遵医嘱为王某吸痰1次。

(6)试题编号:J12-6

李××,女,65岁。因慢性咳嗽、咳痰20余年,加重3天入院。3天前因受凉感冒后出现咳嗽、咳痰伴气促、入睡困难。体格检查:T39.1℃,P100次/分,R36次/分,BP130/85mmHg,口唇发绀,听诊喉中有痰鸣音,双肺有湿啰音,诊断:慢性支气管炎、慢性阻塞性肺疾病。医嘱:吸痰,prn。

情境任务:请你遵医嘱为李某吸痰1次。

(7)试题编号:J12-7

李××,女,69岁,因意识障碍1小时收住内科,病人1小时前做家务活中突然摔倒,随后意识丧失,口吐白沫。体格检查:T37.5℃,P88 次/分,R24 次/分,BP180/130mmHg,浅昏迷,听诊喉头及双肺痰鸣音明显。经颅脑 CT 检查诊断:脑出血。医嘱:吸痰,prn。

情境任务:请你遵医嘱为李某吸痰 1 次。

(8)试题编号:J12-8

高××,男,20 岁,因车祸头部损伤半小时入院,查体:T36.4℃,P94 次/分,R22 次/分,BP120/85mmHg,GCS5 分,右侧瞳孔 6mm,左侧瞳孔 3mm。CT 示右额颞顶枕部硬膜下血肿。诊断:硬膜下血肿。行颅内血肿清除术后,麻醉尚未清醒,听诊喉中有痰鸣音,医嘱:吸痰,prn。

情境任务:请你遵医嘱为高某吸痰 1 次。

(9)试题编号:J12-9

张××,男,73 岁,因高热、咳嗽、咳痰、气促 2 天入院。体格检查:T39.4℃,P104 次/分,R32 次/分,BP140/85mmHg,SpO$_2$92%(鼻导管 5L/min),神志清楚、急性病容,呼吸急促,口唇发绀,皮肤巩膜黄染,被动端坐体位。双肺广泛湿啰音,喉头可闻及痰鸣音;WBC 10.7×10^9/L,PLT 29×10^9/L;胸部 CT 见双肺多发实变影,多叶多段分布。诊断:急性重症肺炎。医嘱:吸痰,prn。

情境任务:请你遵医嘱张某吸痰 1 次。

(10)试题编号:J12-10

王××,女,73 岁,因咳嗽、咳痰 30 年伴呼吸困难 3 天入院,发病以来食欲差,有时夜间发作呼吸困难,坐起后可有所减轻,体重无明显变化。体格检查:T39℃,P 110 次/分,R26 次/分,BP 135/70 mmHg,神志清楚,口唇略发绀,颈静脉怒张,桶状胸,双肺叩诊过清音,呼吸音弱,听诊喉中有痰鸣音,双肺有湿性啰音。诊断:慢性支气管炎、慢性阻塞性肺疾病、肺源性心脏病。医嘱:吸痰,prn。

情境任务:请你遵医嘱为王某吸痰 1 次。

2. 实施条件

J12 电动吸引器吸痰(经鼻腔)实施条件

类型	电动吸引器吸痰(经鼻腔)实施条件	备注
场地	(1)模拟病房;(2)模拟治疗室;(3)处置室	
资源	(1)病床;(2)志愿者(主考学校随机指定);(3)生活垃圾桶、医用垃圾桶;(4)多功能护理人	
用物	(1)电动吸引器;(2)电插板;(3)盛有消毒液的消毒瓶;(4)一次性吸痰管;(5)无菌盘内置无菌血管钳数把、无菌纱布;(6)敷料缸内盛无菌生理盐水;(7)无菌手套;(8)手电筒;(9)听诊器;(10)治疗巾;(11)弯盘;(12)笔;(13)记录单;(14)病历本及护理记录单(按需准备);(15)手消毒剂	
测评专家	每 10 名学生配备一名考评员,考评员要求具备中级以上职称	

3. 考核时量

电动吸引器(经鼻腔)吸痰:25 分钟(其中用物准备 10 分钟,操作 15 分钟)。

4. 评分标准

J12 电动吸引器吸痰(经鼻腔)考核评分标准

考核内容		考核点及评分要求	分值	扣分	得分	备注
评估及准备(20分)	病人(9分)	1. 核对医嘱	2			
		2. 评估全身情况:年龄、病情、意识状态、生命体征、血氧饱和度	3			
		3. 评估局部情况:呼吸困难、发绀的程度,肺部呼吸音,鼻腔、咽部黏膜情况	2			
		4. 评估病人心理状况,解释并取得合作	2			
	环境(3分)	清洁、安静、明亮,温湿度适宜	3			
	操作者(3分)	1. 消毒双手、戴口罩	2			
		2. 着装整洁,端庄大方	1			
	用物(5分)	用物准备齐全(少一个扣0.5分,最多扣2分);逐一对用物进行检查,质量符合要求;摆放有序,符合操作原则	5			
实施(60分)	吸痰(50分)	1. 带用物至病人床旁,核对床号、姓名、手腕带并解释。给病人高流量吸氧3~5分钟(口述)	2			
		2. 消毒液挂瓶挂于床头,连接负压瓶与橡胶管,接通电源,打开开关,检查是否通畅和有无漏气	4			
		3. 正确调节负压(成人40~53.3kPa,小儿13.3~40kPa、新生儿<13.3kPa)	4			
		4. 协助病人头偏向护士,头略后仰	2			
		5. 消毒双手,戴口罩。颌下铺巾,放置弯盘	2			
		6. 打开无菌盘,打开吸痰管包装,戴手套,取吸痰管,衔接,踩下脚踏板开关,试吸无菌生理盐水,湿润及检查导管是否通畅	4			
		7. 放松脚踏板,用戴手套的手持吸痰管经鼻腔插入20~25cm至气管	4			
		8. 踩动脚踏板,将吸痰管左右旋转,向上提拉(依次吸尽气道内、咽喉、鼻腔的痰液,同一部位一次吸痰时间不超过15秒)	5			
		9. 注意观察病人	3			
		10. 吸痰完毕,给病人高流量吸氧3~5分钟(口述),抽吸生理盐水冲净管道内痰液,分离鼻导管,将连接导管末端插入消毒液挂瓶内	4			
		11. 取纱布擦净病人口鼻、撤去治疗巾、弯盘,脱下手套,检查鼻腔黏膜情况	5			

续表

考核内容		考核点及评分要求	分值	扣分	得分	备注
		12. 听诊呼吸音,判断吸痰效果	4			
		13. 消毒双手,取下口罩,记录	2			
		14. 协助病人取舒适卧位,整理床单位	2			
		15. 关闭电源开关、清理用物,储液瓶及时倾倒(液体不得超过容积的2/3),清洁消毒备用,吸痰用物每日更换	3			
	健康指导 (10分)	做好有效咳嗽、叩击拍背等通畅呼吸道的健康指导	10			
评价 (20分)		1. 遵守无菌技术操作原则,无菌观念强	4			
		2. 操作规范,动作轻柔	4			
		3. 护患沟通良好,健康指导有效	4			
		4. 仪表、举止大方得体,关爱病人	4			
		5. 在规定时间内完成,每超过1分钟扣1分,扣满4分为止	4			
总分			100			

5. 评价指南

①按照《电动吸引器吸痰(经鼻腔)考核评分标准》进行评分;

②吸痰操作前应简单向病人及家属解释吸痰的目的,评估目前病人的精神状态;按照无菌原则进行吸痰,吸痰前后,听诊病人双肺呼吸音,给予氧气吸入,观察生命体征和血氧饱和度,如果上了呼吸机,还应观察呼吸机参数变化。病人如果为清醒者,应加强与病人的沟通,指导有效咳嗽的方法。

项目三 四肢绷带包扎

1. 任务描述

(1)试题编号:J13-1

王××,男,35岁,工人,因右前臂外伤7小时入院。病人7个小时前工作时电锯割伤右前臂。当时感伤口剧烈疼痛,出血不止,量不详。体格检查:神志清楚,痛苦面容,右前臂尺侧创口约5.0cm×5.0cm,肌肉组织外露,流血不止。诊断:右前臂电锯伤。

情境任务:如果你在现场请为病人包扎右前臂处伤口。入院后请帮病人解除绷带配合医生行清创缝合。

(2)试题编号:J13-2

李××,女性,28岁,因玻璃刺伤右小腿1小时急诊入院。体格检查:右小腿可见一约6.0cm×5.0cm横行不规整创口,创面伴活动性出血。诊断:右小腿外伤。

情境任务:待医生清创缝合后,请你为病人包扎右小腿处伤口。术后第三天,医生给病人换药,请帮病人解除绷带。

(3)试题编号:J13-3

张××,男性,20岁,因骑摩托车摔伤左下肢1小时入院。病人1小时前不慎从摩托车上摔倒,左下肢着地。体格检查:左小腿明显肿胀,可见一处约6.0cm×5.0cm伤口,有活动性出血。诊断:左下肢挫裂伤。

情境任务:如果你在现场请为病人包扎左小腿处伤口。入院后请帮病人解除绷带配合医生行清创缝合。

(4)试题编号:J13-4

肖××,男性,38岁,因车祸致左前臂外伤、出血、活动障碍2小时入院,伤后无昏迷,无恶心,未呕吐。体格检查:左前臂背侧见一处约2.5cm×3.0cm伤口,深及皮下,污染明显,创缘不平整,周围多处皮肤划痕。诊断:左前臂皮肤裂伤。

情境任务:待医生清创缝合后,请为病人包扎左前臂处伤口。术后第三天,医生给病人换药,请帮病人解除绷带。

(5)试题编号:J13-5

陈××,男性,15岁,因骑单车摔伤1小时入院。病人1小时前不慎从单车上摔倒,左肘关节着地。体格检查:病人神志清楚,左肘关节内侧可见一约6.0cm×3.0cm伤口,少许渗血,活动正常。诊断:左肘关节皮肤裂伤。

情境任务:如果你在现场请为病人包扎左肘关节处伤口。入院后请帮病人解除绷带配合医生行清创缝合术。

(6)试题编号:J13-6

周××,男性,45岁,外伤致右上臂疼痛,流血伴活动障碍3小时入院。体格检查:右上臂中段肿胀、压痛,有一约4.0cm×1.0cm伤口,流血较多。诊断:右上臂软组织挫裂伤。

情境任务:待医生清创缝合后,请为病人包扎右上臂伤口。术后第三天,医生给病人换药,请帮病人解除绷带。

(7)试题编号:J13-7

王××,男性,36岁,因右腕部疼痛、流血伴活动受限1小时急诊入院。病人1小时前洗澡时不慎被玻璃划伤右腕部,出现右腕部疼痛、流血伴活动受限。体格检查:右腕部掌面尺侧可见不规则横行皮肤伤口,约7.0cm×5.0cm,伤口内可见活动性出血。诊断:右腕部锐器伤。

情境任务:待医生清创缝合后,请为病人包扎右腕部伤口。术后第三天,医生给病人换药,请帮病人解除绷带。

(8)试题编号:J13-8

周××,男,30岁,因车祸致左上肢外伤半小时入院。体格检查:神志清楚,呼吸、血压、脉搏正常,左上肢剧烈疼痛,前臂中段见8.0cm×3.0cm创面,出血量较多。诊断:左前臂皮肤裂伤。

情境任务:如果你在现场请为病人包扎左前臂伤口。入院后请帮病人解除绷带并配合医生行清创缝合。

(9)试题编号:J13-9

荣××,男,45岁,因右上肢剧烈疼痛,血流不止1小时急诊入院。病人1小时前施工时不慎摔倒,即感右上肢剧烈疼痛。体格检查:右前臂有5.0cm×2.0cm伤口,血流不止。诊断:右前臂挫裂伤。

情境任务:待医生清创缝合后,请为病人包扎右前臂伤口。术后第三天,医生给病人换药,请帮病人解除绷带。

(10)试题编号:J13-10

任××,男,30岁,因外伤后四肢剧烈疼痛1小时急诊入院。病人1小时前骑摩托车时与汽车相撞倒地,伤后无昏迷,无恶心,未呕吐。体格检查:神志清楚,急性痛苦面容,左上臂内侧有 8.0cm×2.0cm 伤口,出血不止。诊断:左上臂挫裂伤。

情境任务:待医生清创缝合后,请你为病人包扎左上臂伤口。术后第三天,医生给病人换药,请帮病人解除绷带。

(11)试题编号:J13-11

王××,男,40 岁,因外伤致双腿剧烈疼痛 1 小时入院。病人 1 小时前骑自行车发生车祸,伤后无昏迷,无恶心,未呕吐。体格检查:神志清楚,右小腿中段内侧有淤青,皮肤擦伤;左小腿外侧有 5.0cm×2.0cm 伤口,少许渗血。诊断:双下肢多处挫裂伤。

情境任务:待医生清创缝合后,请为病人包扎左小腿处伤口。术后第三天,医生给病人换药,请帮病人解除绷带。

(12)试题编号:J13-12

李××,男,20 岁,因被摩托车撞倒 1 小时急诊抬送入院。病人 1 小时前被摩托车撞倒,当时即感到右小腿剧烈疼痛,不能站立和行走,继而局部肿胀。被人救起后,未作任何处理,即用车送来院急诊。病人伤后意识清楚,无恶心、呕吐等现象。体格检查:病人神志清楚,痛苦面容,右下肢活动受限,流血不止,右小腿外侧伤口约 10.0cm×5.0cm。诊断:右下肢挫裂伤。

情境任务:待医生清创缝合后,请为病人包扎右小腿处伤口。术后第三天,医生给病人换药,请帮病人解除绷带。

(13)试题编号:J13-13

楚××,女,30 岁,因意外事故致左小腿胫前处受伤 1 小时急诊入院。病人神志清楚,痛苦面容,左下肢活动受限,流血不止,诊断:左侧小腿挫裂伤。体格检查:左小腿青紫、肿胀、出血,小腿内侧见约 6.0cm×5.0cm 裂口。

情境任务:待医生清创缝合后,请为病人包扎左小腿处伤口。术后第三天,医生给病人换药,请帮病人解除绷带。

(14)试题编号:J13-14

刘××,男,16 岁,因踢足球时后仰摔伤右肘部半小时入院。体格检查:右肘部发现约 7.0cm×5.0cm 的伤口,伴出血、疼痛、肿胀。诊断:右肘部挫裂伤。

情境任务:待医生清创缝合后,请为病人包扎右肘部伤口。术后第三天,医生给病人换药,请帮病人解除绷带。

2.实施条件

J13 四肢绷带包扎实施条件

类型	四肢绷带包扎实施条件	备注
场地	(1)模拟小手术室;(2)模拟治疗室;(3)处置室	
资源	(1)治疗床;(2)志愿者(主考学校随机指定,伤口已经遮盖无菌敷料);(3)治疗车、治疗盘;(4)医疗垃圾桶、生活垃圾桶	
用物	(1)弹力绷带卷;(2)剪刀;(3)纱布;(4)胶布;(5)医嘱单;(6)治疗单;(7)笔;(8)手消毒剂;(9)三角巾、夹板(按需准备)	
测评专家	每 10 名学生配备一名测评专家,测评专家要求具备中级以上职称	

3. 考核时量

四肢绷带包扎：20 分钟（其中用物准备 10 分钟，操作 10 分钟）。

4. 评分标准

J13　四肢绷带包扎考核评分标准

考核内容		考核点及评分要求	分值	扣分	得分	备注
评估及准备（20分）	病人（6分）	1. 核对医嘱、治疗卡，确认医嘱	2			
		2. 核对病人，评估病情，检查病人损伤部位和程度，向病人解释并取得合作	4			
	环境（4分）	符合包扎操作要求	4			
	操作者（4分）	1. 着装整洁，挂表	2			
		2. 消毒双手方法正确，戴口罩	2			
	用物（6分）	1. 用物准备齐全（少一个扣 0.5 分，最多扣 3 分）；逐一对用物进行检查，质量符合要求；摆放有序，符合操作原则	6			
实施（60分）	包扎前（8分）	1. 携用物到病人床旁，再次核对病人、治疗卡	2			
		2. 向病人解释包扎的目的，取得病人配合，沟通有效	2			
		3. 协助病人取舒适体位	2			
		4. 选用宽度适宜绷带	2			
	包扎中（40分）	1. 包扎时，绷带卷轴朝上，需平贴包扎部位从远心端向近心端方向包扎	5			
		2. 根据受伤部位选择包扎方法，包扎方法正确	20			
		3. 包扎松紧适宜，外观整洁	5			
		4. 包扎中密切观察肢体末梢的感觉、运动、温度	5			
		5. 包扎完毕，并用胶布或撕开尾带打结固定，方法正确	5			
	包扎后（8分）	1. 协助病人取舒适体位	2			
		2. 整理用物，消毒双手，取下口罩	2			
		3. 记录包扎日期、时间、包扎部位	2			
		4. 告知注意事项	2			
	解除绷带（4分）	解除绷带方法正确	4			
评价（20分）		1. 操作中始终坚持包扎原则，包扎整齐美观	4			
		2. 操作熟练，包扎方法正确	4			
		3. 护士仪态端庄，关爱病人，注意观察病情	4			
		4. 护患沟通有效，病人合作	4			
		5. 在规定时间内完成，每超过一分钟扣 1 分，扣满 4 分为止	4			

续表

考核内容	考核点及评分要求	分值	扣分	得分	备注
总分		100			

5.评价指南

①按照《四肢绷带包扎考核评分标准》进行评分;

②四肢绷带包扎前能对所抽案例中的指定对象进行评估,根据不同的受伤部位,选择合适的绷带包扎方法(环形包扎法、螺旋形包扎法、螺旋反折包扎法、"8"字形包扎法),操作中始终坚持包扎原则,包扎整齐美观,操作熟练,关爱病人,能随时观察病情。

项目四 单人徒手心肺复苏(成人)

1.任务描述

(1)试题编号:J14-1

李××,男,48岁,晨起后自觉胸闷不适,洗漱时出现左侧心前区疼痛来门诊就诊,在等待就诊时突发意识丧失,呼吸停止,小便失禁,脉搏测不到。诊断:心脏骤停。

情境任务:立即为病人实施徒手心肺复苏。

(2)试题编号:J14-2

张××,男,57岁,因车祸导致脾破裂、失血性休克1小时急诊入院。在进行急诊术前准备的过程中,病人突然意识丧失,面色苍白,脉搏、血压均测不出,心音消失,呼吸停止。诊断:失血性休克,心脏骤停。

情境任务:立即为病人实施徒手心肺复苏。

(3)试题编号:J14-3

张××,男,57岁,因冠心病收住心内科。在护理查房时发现病人突然意识丧失,呼吸停止,颈动脉搏动消失,血压测不出。诊断:心源性晕厥。

情境任务:立即为病人实施徒手心肺复苏。

(4)试题编号:J14-4

李××,男,57岁,突感心前区不适,表情痛苦,随后倒地。体格检查:病人呼吸、心跳停止,血压、脉搏均测不出。既往有冠心病史。诊断:心脏骤停。

情境任务:立即为病人实施徒手心肺复苏。

(5)试题编号:J14-5

李××,男,27岁,在家处理电表故障时不慎被电击伤,当即出现意识丧失,呼吸停止,颈动脉搏动消失。诊断:电击伤心脏骤停。

情境任务:立即为病人实施徒手心肺复苏。

(6)试题编号:J14-6

毛××,女,73岁,因心悸、胸闷2天入院。入院后心电图提示:窦性心动过速,频发室早,血钾3.0mmol/L。入院后第二天无明显诱因突发意识障碍,晕厥倒地,未触及大动脉搏动。诊断:心脏骤停。

情境任务:立即为病人实施徒手心肺复苏。

(7)试题编号:J14-7

杨××,女,67岁,因胸骨后及心前区持续性闷痛22小时,伴大汗入院,心电图提示:急性前壁心肌梗死。病人入院后第二天进午餐时突发意识丧失,呼之不应,未触及大动脉搏动,呼吸浅慢。诊断:心脏骤停。

情境任务:立即为病人实施徒手心肺复苏。

(8)试题编号:J14-8

蒋××,男,66岁,因反复胸痛、气促10余天,加重2天入院,诊断:冠心病。病人既往有高血压、脑梗死病史。入院后第三天中午突发抽搐,大汗,呼之不应,未触及大动脉搏动,呼吸停止。诊断:心脏骤停。

情境任务:立即为病人实施徒手心肺复苏。

(9)试题编号:J14-9

李××,男,20岁,在校运动会跑完5000米比赛后突然晕倒,心跳、呼吸停止,颈动脉搏动未触及。诊断:心脏骤停。

情境任务:立即为病人实施徒手心肺复苏。

(10)试题编号:J14-10

熊××,女,70岁,因胸闷、胸痛、气促7天,再发加重5小时入院,诊断:急性心肌梗死。入院后遵医嘱予以心电监护+血氧饱和度监测、绝对卧床休息、上氧2~4L/分。入院后10小时病人突发叹息样呼吸,随后意识丧失,呼之不应,心电监护示心率降至40次/分,大动脉搏动消失,血压测不出,考虑心脏骤停。

情境任务:立即为病人实施徒手心肺复苏。

(11)试题编号:J14-11

李××,男,51岁,曾有胃切除史。近1天自觉左侧胸痛,呈发作性,约15min前无明显诱因下突然晕厥,约两分钟后苏醒,苏醒后神志清楚,出冷汗,四肢乏力,自觉左侧肩背部疼痛并放射至手指。入院后病人突发叹息样呼吸,随后意识丧失,呼之不应。诊断:心脏骤停。

情境任务:立即为病人实施徒手心肺复苏。

(12)试题编号:J14-12

吴××,男,50岁,突感心前区不适,表情痛苦,随后倒地。体格检查:病人呼吸、心跳停止,血压、脉搏均测不出。既往有冠心病史。诊断:心脏骤停。

情境任务:立即为病人实施徒手心肺复苏。

(13)试题编号:J14-13

王××,男,45岁,工作时不慎被电击伤,当即出现意识丧失,呼吸停止,颈动脉搏动消失。诊断:电击伤心脏骤停。

情境任务:立即为病人实施徒手心肺复苏。

(14)试题编号:J14-14

谢××,女,25岁,工作时不慎被电击伤,当即出现意识丧失,呼吸停止,颈动脉搏动消失。诊断:电击伤心脏骤停。

情境任务:立即为病人实施徒手心肺复苏。

2.实施条件

J14　单人徒手心肺复苏(成人)实施条件

类型	单人徒手心肺复苏(成人)实施条件	备注
场地	急救现场	

续表

类型	单人徒手心肺复苏(成人)实施条件	备注
资源	(1)心肺复苏模型;(2)床单位;(3)硬板;(4)脚踏凳;(5)治疗车、治疗盘;(6)医疗垃圾桶、生活垃圾桶	
用物	(1)人工呼吸膜(纱布);(2)纱布(清除口腔异物);(3)手电筒;(4)挂表;(5)弯盘;(6)抢救记录卡(单);(7)笔;(8)手消毒剂	
测评专家	每10名学生配备一名考评员,考评员要求具备中级以上职称	

3.考核时量

单人徒手心肺复苏术(成人):10分钟(其中用物准备5分钟,操作5分钟)。

4.评分标准

J14　单人徒手心肺复苏(成人)考核评分标准

考核内容		考核点及评分要求	分值	扣分	得分	备注
评估及准备(20分)	病人(10分)	1. 评估病人意识(5秒内完成),呼吸及大动脉搏动(5～10秒完成),报告结果	5			
		2. 确认病人意识丧失,呼救,计时	5			
	环境(2分)	现场环境符合复苏要求	2			
	操作者(3分)	着装整洁	3			
	用物(5分)	用物准备齐全(少一个扣1分,最多扣2分)	5			
实施(60分)	胸外心脏按压(15分)	1. 病人置于硬板床,取仰卧位	2			
		2. 去枕,头、颈、躯干在同一轴线上,双手放于两侧,身体无扭曲(口述)	2			
		3. 胸外按压部位:胸骨中下1/3交界处	2			
		4. 按压方法:两手掌根部重叠,手指翘起不接触胸壁,上半身前倾,两臂伸直,垂直向下用力	5			
		5. 按压深度:胸骨下陷5～6cm	2			
		6. 按压频率:100～120次/分	2			
	保持呼吸道通畅(7分)	1. 检查口腔,清除口腔分泌物及异物,取出活动性义齿(口述)	3			
		2. 判断颈部有无损伤,根据不同情况采取合适方法开放气道	4			

续表

考核内容		考核点及评分要求	分值	扣分	得分	备注
	人工呼吸 （8分）	1. 捏住病人鼻孔，双唇完全包绕病人口部，缓慢向病人口内吹气，直至病人胸廓抬起（潮气量为500～650ml）	3			
		2. 吹气毕，观察胸廓情况，完成2次人工呼吸	5			
	连续操作 （20分）	1. 胸外心脏按压与人工通气比例30：2	5			
		2. 连续操作5个周期，在规定时间内完成（按压错误一次扣0.1分，吹气错误一次扣0.2分）	15			
	判断 复苏 效果 （5分）	1. 颈动脉恢复搏动	1			
		2. 自主呼吸恢复	1			
		3. 散大的瞳孔缩小，对光反射存在	1			
		4. 平均动脉血压大于60mmHg（口述）	1			
		5. 面色、口唇、甲床和皮肤色泽转红	1			
	复苏后 处理 （5分）	1. 协助取舒适体位，口述进一步生命支持	2			
		2. 嘱病人绝对卧床休息，不要紧张，向家属介绍病情	1			
		3. 整理用物，医用垃圾分类处理	1			
		4. 洗手并记录	1			
评价 （20分）		1. 复苏有效	4			
		2. 急救意识强，动作迅速，操作规范	4			
		3. 态度严谨，突发事件处理合适	4			
		4. 沟通有效，解释合理	4			
		5. 在规定时间内完成，每超过一分钟扣1分，扣满4分为止	4			
总分			100			

5.评价指南

①按照《单人徒手心肺复苏考核评分标准（成人）》进行评分；

②心肺复苏前迅速评估病人意识、呼吸及颈动脉搏动情况，按压部位、频率、深度正确，清理呼吸道迅速、有效，保持气道开放，吹气量和吹气方法正确，按压与通气比例正确，在5个循环内能有效复苏。若复苏不成功则考核结果为不合格（复苏成功标准设置为胸外心脏按压、人工呼吸正确率70%）。

项目五　心电监护（成人）

1. 任务描述

（1）试题编号：J15-1

吴××，男，68岁，胸闷、气促伴双下肢水肿半月，加重5天急诊入院，诊断：急性心包炎。医嘱：心包穿刺术中和术后心电监护。

情境任务：请遵医嘱为病人心电监护。病人心包穿刺术后12小时，生命体征稳定，请遵医嘱为病人停止心电监护。

（2）试题编号:J15-2

刘××,男,61岁,因胸闷、气短、活动耐力下降伴双下肢水肿3月入院,诊断:冠心病、心律失常。体格检查:T 36.5℃,P 64次/分,R 24次/分,BP 160/95mmHg。医嘱予以心电监护。

情境任务:请遵医嘱为病人心电监护。48小时后,病人生命体征稳定,请遵医嘱为病人停止心电监护。

（3）试题编号:J15-3

陈××,男,60岁,因反复上腹部疼痛5年,疼痛加重伴呕吐5天入院,诊断:胃溃疡伴幽门梗阻。入院后第5天在全麻下行毕Ⅱ式胃大部切除术,手术顺利安全返回病室,医嘱予以心电监护。

情境任务:请遵医嘱为病人心电监护。病人术后24小时,生命体征稳定,请遵医嘱为病人停止心电监护。

（4）试题编号:J15-4

金××,男,58岁,突发心悸、气促半小时入院,心电图示"阵发性室性心动过速",诊断:心律失常。医嘱予以心电监护。

情境任务:请遵医嘱为病人连接心电监护仪。12小时后,病人生命体征稳定,请遵医嘱为病人停止心电监护。

（5）试题编号:J15-5

刘××,女,45岁,因右上腹疼痛半年,加重一周入院,诊断:胆囊结石。入院后第3天在全麻下行腹腔镜胆囊切除术后送至病房,病人既往有冠心病史。医嘱予以心电监护。

情境任务:请遵医嘱为病人心电监护。病人术后6小时,生命体征稳定,请遵医嘱为病人停止心电监护。

（6）试题编号:J15-6

张××,男,62岁,因活动时气促5年,加重伴心悸,胸闷2天入院。体格检查:T 36.5℃,P 74次/分,R 20次/分,BP 180/130mmHg。神志清楚,心率74次/分,律不齐,可闻及早搏。诊断:冠心病;心律失常;高血压病。医嘱予以心电监护。

情境任务:请遵医嘱为病人心电监护。72小时后,病人生命体征稳定,请遵医嘱为病人停止心电监护。

（7）试题编号:J15-7

杨××,女,42岁,因胸闷、气促伴晕厥2小时入院。病人于今日早晨5点多上厕所后突发意识丧失,跌倒在地,约2~3分钟后自行苏醒,醒后感胸闷、恶心,伴活动后气促。诊断:心源性晕厥。医嘱予以心电监护。

情境任务:请遵医嘱为病人心电监护。48小时后,病人生命体征稳定,请遵医嘱为病人停止心电监护。

（8）试题编号:J15-8

梁××,男,52岁,因发作性晕厥1小时急诊入院。诊断:急性ST段抬高性下壁心肌梗死。医嘱予以立即心电监护,吸氧4L/分。

情境任务:请遵医嘱为病人心电监护。48小时后,病人生命体征稳定,请遵医嘱为病人停止心电监护。

（9）试题编号:J15-9

王××,男,77岁,因反复胸闷、气促4年,加重20天入院。诊断:1.冠心病;2.高血压病3级。遵医嘱予以心电监护,吸氧4L/分。

情境任务:请遵医嘱为病人心电监护。48小时后,病人生命体征稳定,请遵医嘱为病人停止心电监护。

(10)试题编号:J15-10

王××,男,25岁,土方压伤1小时急诊入院。体格检查:T 37.4℃,P 98次/分,R 20次/分,BP 125/79 mmHg。急性痛苦面容,头面部多处裂伤,全身可见多处擦伤。CT检查示:左额叶低密度影、下颌骨多发骨折。诊断:多发伤;下颌骨骨折;颅脑损伤。医嘱予以心电监护。

情境任务:请遵医嘱为病人心电监护。48小时后,病人生命体征稳定,请遵医嘱为病人停止心电监护。

(11)试题编号:J15-11

陈××,男,65岁,因反复上腹部疼痛5年,突发加重1周入院,诊断:胃癌。入院后第5天在全麻下行毕Ⅱ式胃大部切除术,手术顺利安全返回病室,医嘱予以心电监护。

情境任务:请遵医嘱为病人心电监护。病人术后24小时,生命体征稳定,请遵医嘱为病人停止心电监护。

(12)试题编号:J15-12

李××,男,36岁,因反复右上腹部疼痛5年,突发加重伴黄疸、发热1天入院,诊断:胆总管结石。入院后第3天在全麻下行胆总管切开取石、"T"管引流术,手术顺利安全返回病室,医嘱予以心电监护。

情境任务:请遵医嘱为病人心电监护。24小时后,病人生命体征稳定,请遵医嘱为病人停止心电监护。

(13)试题编号:J15-13

刘××,女,45岁,因突发右下腹转移性疼痛6小时入院,诊断:急性阑尾炎。入院后在连续硬膜外麻醉下行阑尾切除术,术后送返病房,病人既往有冠心病史。医嘱予以心电监护。

情境任务:请遵医嘱为病人心电监护。病人术后24小时,生命体征稳定,请遵医嘱为病人停止心电监护。

2. 实施条件

J15　心电监护(成人)实施条件

类型	心电监护(成人)实施条件	备注
场地	(1)模拟病房;(2)处置室	
资源	(1)床单位;(2)志愿者(主考学校随机指定);(3)治疗车、治疗盘;(4)医疗垃圾桶、生活垃圾桶;(5)屏风(6)插线板	
用物	(1)心电监护仪及导连线、配套的测血压袖带;(2)75%酒精纱布或棉球;(3)止血钳;(4)一次性电极片;(5)清洁纱布;(6)弯盘;(7)医嘱单;(8)记录单;(9)笔;(10)手消毒剂	
测评专家	每10名学生配备一名测评专家,测评专家要求具备中级以上职称	

3. 考核时量

心电监护(成人):22分钟(其中用物准备10分钟,操作12分钟)。

4. 评分标准

J15 心电监护(成人)考核评分标准

考核内容		考核点及评分要求	分值	扣分	得分	备注
评估及准备 (20分)	病人 (9分)	1. 核对医嘱、治疗卡	3			
		2. 核对病人,评估病情、局部皮肤以及心理状况	3			
		3. 解释目的,取舒适卧位	3			
	环境 (2分)	符合心电监护仪使用要求,注意隐私保护	2			
	操作者 (4分)	1. 着装整洁,戴挂表	2			
		2. 消毒双手,方法正确	2			
	用物 (5分)	用物准备齐全(少一个扣0.5分,最多扣2分);逐一对用物进行检查,质量符合要求;按操作先后顺序放置	5			
实施 (60分)	开机 (5分)	1. 再次核对,告知配合要点,取得病人合作	2			
		2. 正确连接电源及各导连线,并将电极片与ECG各导连线电极相连接	2			
		3. 开机	1			
	心电图监测 (18分)	1. 暴露电极安放部位并清洁局部皮肤	5			
		2. 安放电极片	5			
		3. 选择(P、QRS、T波)显示清晰的导联	4			
		4. 调整波形走速为25mm/s	4			
	呼吸监测 (4分)	1. 显示呼吸的波形和数据	2			
		2. 调整波形走速6.25mm/s	2			
	血氧饱和度监测 (4分)	1. 正确连接监测部位	2			
		2. 显示血氧饱和度的波形和数据	2			
	无创血压监测 (8分)	1. 距肘窝2~3cm处缠好测血压袖带,松紧以能容纳一指为宜	3			
		2. 体位及肢体摆放正确	3			
		3. 测压模式及测压方式选择正确	2			
	报警设置 (4分)	各监测参数报警值设置正确	4			
	观察 (1分)	将显示屏调至主屏幕	1			
	操作后处理 (6分)	1. 协助病人取舒适体位,整理床单位	1			
		2. 对病人和家属进行健康指导	2			
		3. 整理用物,医用垃圾初步处理正确	2			
		4. 消毒双手、记录	1			

续表

考核内容		考核点及评分要求	分值	扣分	得分	备注
实施 (60分)	停止 监护 (10分)	1. 取得病人及家属配合	2			
		2. 关闭监护仪,撤除导连线及电极片方法正确	2			
		3. 协助病人取舒适体位并根据病情进行健康指导	2			
		4. 整理用物,医用垃圾初步处理正确	2			
		5. 消毒双手,方法正确,记录	2			
评价 (20分)		1. 操作规范,动作熟练	4			
		2. 态度和蔼,体现人文关怀,保护病人隐私	4			
		3. 沟通良好,病人合作	4			
		4. 各项参数调节正确	4			
		5. 在规定时间内完成,每超过一分钟扣1分,扣满4分为止	4			
总分			100			

5. 评价指南

①按照《心电监护(成人)考核评分标准》进行评分;

②操作前向病人及家属解释使用心电监护仪的目的;连接监护仪的过程中关心体贴病人,监护仪进入工作状态后,帮助病人取合适的卧位;监护过程中应定期巡视,了解其生命体征和监护仪的工作情况;停止使用监护仪前需要解释原因,撤机后根据病人当时情况进行健康指导。

二、岗位核心技能

模块一 母婴护理

项目一 四部触诊

1. 任务描述

(1)试题编号:H1-1

程××,女,33岁,G_2P_1。因停经39周,阴道流液1小时入院。无腹痛及阴道流血,胎动正常。体格检查:T36.4℃,P90次/分,R20次/分,BP110/70mmHg。腹隆,如孕足月大小,胎心140次/分。诊断:G_2P_1宫内孕39周单活胎,胎膜早破。

情境任务:请你遵医嘱为程××行四步触诊。

(2)试题编号:H1-2

刘××,女,36岁,G_3P_0。平常月经规律,周期30天,经期5天,末次月经2014年1月4日。停经30余天出现恶心、嗜睡、乏力、纳差等早孕反应,停经3月后症状消失,停经4月时感胎动。孕妇现妊娠32周,来门诊行产前检查。

情境任务:请你遵医嘱为刘××行四步触诊。

(3)试题编号:H1-3

张××,女,26岁,G_3P_1。因停经32周,头晕1天就诊。怀孕后曾在当地医院行产前检查

2次,自诉未发现异常。昨日上午外出购物回家后出现头晕,休息后不能缓解,遂来我院就诊。孕妇无头痛、眼花、呕吐等不适。体格检查:T36.2℃,P98 次/分,R20 次/分,BP155/90mmHg,心肺听诊未见异常,腹隆,宫底位于脐与剑突之间,无压痛,未扪及宫缩,胎心率 148 次/分。双下肢水肿(++),尿蛋白(-)。诊断:G_3P_1 宫内孕 32 周单活胎,妊娠期高血压。

情境任务:请你遵医嘱为张××行四步触诊。

(4)试题编号:H1-4

周××,女,25 岁,G_1P_0。因停经 36 周,下腹胀痛 3 小时入院。孕妇活动后出现下腹胀痛并逐渐加重,无阴道流液,胎动正常。体格检查:心肺听诊未见异常,腹隆,可扪及规则宫缩,$30''/5\sim6'$,宫口开大 2cm。胎心率 145 次/分,诊断:G_1P_0 宫内孕 36 周单活胎,早产临产。

情境任务:请你遵医嘱为周××行四步触诊。

(5)试题编号:H1-5

王××,女,32 岁,G_1P_0。因停经 36 周来院行产前检查。孕妇平常月经规律,周期 30 天,经期 4~5 天,末次月经 2014 年 1 月 21 日。体格检查:T36.8℃,P84 次/分,R18 次/分,BP110/70mmHg,心肺检查未发现异常。腹隆,未扪及宫缩,胎心率 155 次/分。诊断:G_1P_0 宫内妊娠 36 周单活胎。

情境任务:请你遵医嘱为王××行四步触诊。

(6)试题编号:H1-6

曹××,女,25 岁,G_1P_0,现停经 34 周。该孕妇停经 29 周时产检发现胎儿为臀位,今日产妇来院复查胎位。体格检查:心肺听诊未见异常,腹隆,未扪及宫缩,胎心率 145 次/分。

情境任务:请你遵医嘱为曹××行四步触诊。

(7)试题编号:H1-7

严××,女,33 岁,G_1P_0。因停经 36 周,阴道流液 2 小时,下腹痛 1 小时就诊。自觉胎动正常。体格检查:T36.3℃,P88 次/分,R20 次/分,BP110/70mmHg,心肺听诊未见异常,腹隆,可扪及不规律宫缩,胎心率 143 次/分。阴道分泌物 PH 检测呈碱性。诊断:G_1P_0 宫内妊娠 36 周单活胎,胎膜早破。

情境任务:请你遵医嘱为严××行四步触诊。

(8)试题编号:H1-8

朱××,女,26 岁,G_1P_0。因停经 40 周,见红伴不规则下腹痛 5 小时入院。孕妇平常月经规律,周期 30 天,经期 4 天,末次月经 2014 年 1 月 10 日,产前检查未发现异常。体格检查:T37℃,P86 次/分,R18 次/分,BP110/70mmHg,心肺听诊未发现异常。腹隆如足月妊娠大小,胎心率 145 次/分,宫缩 $20''/15\sim16'$。双下肢水肿(+)。诊断:G_1P_0 宫内妊娠 40 周单活胎。

情境任务:请你遵医嘱为朱××行四步触诊。

(9)试题编号:H1-9

李××,女,27 岁,G_1P_0。因停经 39 周,不规则下腹痛 4 小时入院。平素月经规则,周期 30 天,行经 4 天。末次月经 2012 年 3 月 18 日。体格检查:T36.7℃,P82 次/分,R18 次/分,BP120/80mmHg,心肺听诊未见异常,腹隆如足月妊娠大小,胎心率 150 次/分,宫缩 $20''/10\sim15'$,无阴道流血、流液。诊断:G_1P_0 宫内妊娠 39 周单活胎。

情境任务:请你遵医嘱为李××行四步触诊。

(10)试题编号:H1-10

蔡××,女,32 岁,G_1P_0。因停经 40 周,见红 4 小时,规律腹痛 1 小时入院。平常月经规则,周期 30 天,经期 5 天。末次月经 2012 年 8 月 18 日。体格检查:T36.2℃,P77 次/分,R18 次/分,BP115/75mmHg,心肺听诊未见异常,腹隆如足月妊娠大小,胎心率 130 次/分,宫缩 30″/5～6′。诊断:G_1P_0宫内妊娠 40 周单活胎临产。

情境任务:请你遵医嘱为蔡××行四步触诊。

2. **实施条件**

H1　四步触诊实施条件

类型	四步触诊实施条件	备注
场地	(1)模拟产前检查室;(2)处置室	
资源	(1)床单位;(2)孕妇产前检查模型;(3)医疗垃圾桶、生活垃圾桶;(4)屏风	
用物	(1)软尺;(2)笔;(3)孕产妇保健手册;(4)手消毒剂	
测评专家	每 10 名学生配备一名考评员,考评员要求具备中级以上职称	

3. **考核时量**

四步触诊:12 分钟(其中用物准备 2 分钟,操作 10 分钟)。

4. **评分标准**

H1　四步触诊考核评分标准

考核内容		考核点及评分要求	分值	扣分	得分	备注
评估及准备 (20 分)	孕(产)妇 (8 分)	1. 核对孕(产)妇信息,了解妊娠情况、心理状态、合作程度	3			
		2. 向孕(产)妇解释检查目的和配合方法	3			
		3. 嘱孕(产)妇排空膀胱	2			
	环境 (3 分)	符合产前检查室要求	3			
	操作者 (5 分)	1. 着装整洁	2			
		2. 修剪指甲,七步洗手法洗手	3			
	用物 (4 分)	用物准备齐全(少一个扣 1 分,最多扣 2 分);质量符合要求,按操作先后顺序放置	4			
实施 (60 分)	测量宫高和腹围 (12 分)	1. 拉上布帘或屏风遮挡	2			
		2. 协助孕(产)妇于平卧位,头部稍垫高,双腿略屈曲稍分开,暴露腹部	2			
		3. 测量宫高(耻骨联合上缘中点到子宫底的距离),读数准确	3			
		4. 测量腹围(绕腹部最高点测量腹周径),读数准确	3			
		5. 判断宫高、腹围是否与孕周相符(口述)	2			

续表

考核内容		考核点及评分要求	分值	扣分	得分	备注
第一步手法（8分）		1. 双手置子宫底部,了解子宫外形并测得宫底高度,然后以两手指腹相对轻推,判断宫底部的胎儿部分。检查方法正确,动作轻柔。	6			
		2. 子宫底部胎儿部分判断正确	2			
第二步手法（10分）		1. 左右手分别置于腹部左右侧,一手固定,另一手轻轻深按检查,两手交替,分辨胎背及胎儿四肢的位置。检查方法正确,动作轻柔。	6			
		2. 胎背与肢体位置判断正确	4			
第三步手法（10分）		1. 右手拇指与其余4指分开,置于耻骨联合上方握住胎先露部,进一步查清是胎头或胎臀,左右推动以确定是否衔接。检查方法正确,动作轻柔	6			
		2. 胎先露部位及衔接情况判断正确	4			
第四步手法（10分）		1. 左右手分别置于胎先露部的两侧,向骨盆入口方向向下深按,再次核对胎先露部的诊断是否正确,并确定胎先露部入盆的程度。检查方法正确,动作轻柔。	6			
		2. 核实胎先露部位,判定胎先露部入盆程度正确	4			
操作后处理（10分）		1. 协助孕(产)妇穿好衣裤后缓慢坐起,询问感受	3			
		2. 整理用物	2			
		3. 消毒双手	1			
		4. 告知检查结果并记录,健康指导正确,预约下次检查时间	4			
评价（20分）		1. 语言亲切,沟通有效,孕(产)妇合作,健康指导合适	4			
		2. 态度和蔼,关心体贴,注意隐私保护	4			
		3. 仪表举止大方得体,关爱病人,体现整体护理理念	4			
		4. 操作规范,动作熟练	4			
		5. 在规定时间内完成,每超过1分钟扣1分,扣满4分为止	4			
总分			100			

5. 评价指南

①按照《四步触诊考核评分标准》进行评分;

②四步触诊前应向孕(产)妇做好解释工作并取得配合,操作时注意保护孕(产)妇隐私,操作结束后应对检查结果进行合理解释,做好孕(产)妇心理护理,以缓解孕产妇对胎膜早破、早产或临产后的焦虑、恐惧心理。

项目二 新生儿抚触

1. 任务描述

(1)试题编号:H2-1

魏××,女,30岁,孕1产0,既往体健。因停经40周于2013年11月20日入院。入院后顺产一活女婴,出生时体重3400g,身长50cm,Apgar评分1分钟10分。新生儿出生后第三天,生命体征平稳,一般情况好。家属希望观摩新生儿抚触。

情境任务:请你遵医嘱为新生儿进行抚触。

(2)试题编号:H2-2

梁××,女,24岁,于2014年5月5日12:00足月顺产一活男婴,新生儿出生后Apgar评分1分钟10分,体重3000g,身长50cm。第三天新生儿生命体征平稳,面色红润,哭声响亮,母乳喂养,大小便正常。家属希望观摩新生儿抚触。

情境任务:请你遵医嘱在新生儿沐浴后对其进行抚触。

(3)试题编号:H2-3

毛××,女,25岁,妊娠39周,顺产一活男婴,新生儿出生体重3300g,身长50cm,Apgar评分1分钟10分。第二天上午查房新生儿精神好,母乳喂养,吸吮吞咽好,大小便正常。家属希望观摩新生儿抚触。

情境任务:请你遵医嘱在宝宝沐浴后对其进行抚触。

(4)试题编号:H2-4

田××,女,24岁,孕1产0,剖宫产娩出一足月新生儿,新生儿娩出后Apgar评分1分钟10分,出生体重3800g,身长51cm。第三天新生儿呼吸规则,心率130次/分,哭声洪亮,皮肤红润,四肢肌张力佳,吸吮能力强。家属希望观摩新生儿抚触。

情境任务:请你遵医嘱为新生儿进行抚触。

(5)试题编号:H2-5

严××,女,32岁。因停经39周,经阴道娩出一活男婴,体重3400克,身长50cm,Apgar评分1分钟10分。第三天查新生儿:T37.2℃(肛温),心率132次/分,R35次/分,哭声响亮,吸吮力佳,母乳喂养,大小便正常。家属希望观摩新生儿抚触。

情境任务:请你遵医嘱为新生儿进行抚触。

(6)试题编号:H2-6

付××,女,29岁。因停经39周,经阴道娩出一活男婴,体重3200克,身长50cm,Apgar评分1分钟10分。第二天查房新生儿生命体征平稳,一般情况良好。家属希望观摩新生儿抚触。

情境任务:请你遵医嘱为新生儿进行抚触。

(7)试题编号:H2-7

阳××,女,30岁,足月顺产一女婴,体重3400克,身长50cm,Apgar评分1分钟10分。第二天查新生儿T37.0℃(肛温),P132次/分,R41次/分,精神好,母乳喂养,已排胎便5次,小便4次。家属希望观摩新生儿抚触。

情境任务:请你遵医嘱在新生儿沐浴后对其进行抚触。

(8)试题编号:H2-8

阳××,女,29岁,宫内孕39周临产入院,后娩出一活男婴,新生儿出生后Apgar评分1分钟10分,体重3500g,身长50cm。第二天为新生儿进行日常护理,产妇及家属希望观摩新生儿抚触。

情境任务:请你遵医嘱在新生儿沐浴后对其进行抚触。

(9)试题编号:H2-9

何××,女,27岁,孕1产0,停经40周顺产一活女婴,新生儿出生后Apgar评分1分钟10分,体重3100g,身长50cm。第二天新生儿精神好,母乳喂养,吸吮吞咽好,大小便正常。产妇及家属希望观摩新生儿抚触。

情境任务:请你遵医嘱在新生儿沐浴后对其进行抚触。

(10)试题编号:H2-10

谢××,女,31岁,孕1产0。妊娠40周行剖宫产术娩出一女婴,新生儿出生后Apgar评分1分钟10分,体重4500g,身长52cm。新生儿出生后第二天生命体征平稳,一般情况良好,家属今日要求对新生儿进行抚触。

情境任务:请你遵医嘱在新生儿沐浴后对其进行抚触。

2. 实施条件

H2　新生儿抚触实施条件

类型	新生儿抚触实施条件	备注
场地	(1)模拟新生儿护理室;(2)处置室	
资源	(1)抚触台;(2)新生儿抚触模型;(3)新生儿床单位;(4)背景音乐;(5)新生儿家长(主考学校准备);(6)医疗垃圾桶、生活垃圾桶;(7)室温计	
用物	(1)尿片;(2)新生儿衣裤;(3)浴巾;(4)婴儿润肤油;(5)手消剂;(6)病历本;(7)笔	
测评专家	每10名学生配备一名考评员,考评员要求具备中级以上职称	

3. 考核时量

新生儿抚触:20分钟(其中用物准备5分钟,操作15分钟)。

4. 评分标准

H2　新生儿抚触考核评分标准

考核内容		考核点及评分要求	分值	扣分	得分	备注
评估及准备(20分)	新生儿(5分)	1. 核对新生儿基本信息	2			
		2. 抚触时间选择恰当	3			
	环境(5分)	符合抚触要求	5			
	操作者(5分)	1. 着装整洁	2			
		2. 手上无饰品,指甲已修剪,消毒双手方法正确	3			
	用物(5分)	用物准备齐全(少一个扣0.5分,最多扣2分);逐一对用物进行检查,质量符合要求;按操作先后顺序放置	5			

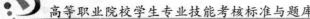

续表

考核内容	考核点及评分要求	分值	扣分	得分	备注
实施 (60分)	抚触前 准备 (7分)	1. 解开新生儿包被,再次核对信息	2			
		2. 检查新生儿全身情况	2			
		3. 口述沐浴情况	1			
		4. 将新生儿仰卧位放浴巾上,注意保暖	2			
	头面部 抚触 (7分)	1. 倒适量润肤油于掌心,摩擦均匀,搓暖双手	1			
		2. 头面部按顺序抚触,动作娴熟,避开囟门;感情交流自然	6			
	胸部抚触 (5分)	双手交叉进行胸部抚触,力度合适,避开乳头;感情交流自然	5			
	腹部抚触 (8分)	双手依次进行腹部抚触,动作娴熟,情感交流自然、真切	8			
	上肢抚触 (8分)	手臂、手腕、手指、掌心、手背等不同部位抚触方法正确,情感交流自然	8			
	下肢抚触 (8分)	大腿、小腿、踝部、足跟、脚趾、脚掌心、足背抚触方法正确,情感交流自然	8			
	背部抚触 (7分)	调整新生儿体位为俯卧位	2			
		背部和脊柱抚触方法正确,新生儿舒适	5			
	臀部抚触 (3分)	臀部抚触方法正确	3			
	抚触后 处理 (7分)	1. 检查新生儿皮肤情况(口述:兜好尿布,注意保暖)	2			
		2. 新生儿安置妥当,与家属沟通有效	3			
		3. 医用垃圾初步处理正确	1			
		4. 消毒洗手方法正确,记录及时	1			
评价 (20分)		1. 与家属沟通有效,取得合作	4			
		2. 态度和蔼,关爱新生儿,操作过程中与新生儿在情感、语言、目光等方面的交流自然	4			
		3. 仪表举止大方得体,关爱病人,体现整体护理理念	4			
		4. 操作规范,动作熟练	4			
		5. 在规定时间内完成,每超过1分钟扣1分,扣满4分为止	4			
总分			100			

5. 评价指南

①按照《新生儿抚触考核评分标准》进行评分;

②新生儿抚触前应和家属进行交流,合理解释抚触的目的;选择合适的时机进行抚触,仔

细核对新生儿信息,全面评估新生儿情况;抚触时手法轻柔、用力适当,避开囟门、乳头和脐部,和新生儿有目光的对视和情感的交流,不要强迫新生儿保持固定姿势;密切观察新生儿在抚触过程中的反应,并根据反应及时调整抚摸的方式和力量,当新生儿反复哭闹、肤色改变、呕吐等情况时应停止抚触;抚触结束后嘱家属观察新生儿有无呕吐等不适,并向家属及产妇进行新生儿护理健康指导。需要指导家属进行新生儿抚触者,考核时量可增加5分钟。

模块二 管道护理

项目一 留置导尿(女病人)

1. 任务描述

(1)试题编号:H3-1

王××,女,38岁,因反复便秘3个月、伴肛门脱出物1小时入院,体格检查:T36℃,P80次/分,R22次/分,BP110/80mmHg,神志清楚,心肺腹无异常。诊断为直肠脱垂,拟于今天10:00在骶管阻滞麻醉下行直肠部分环切术。医嘱:留置导尿。

情境任务:请遵医嘱为病人行术前导尿并留置导尿管。

(2)试题编号:H3-2

刘××,女,43岁,因右侧腰部放射性疼痛4天入院,体格检查:T36℃,P78次/分,R22次/分,BP110/80mmHg,神志清楚,腹平软,右肾区叩击疼痛,右侧输尿管行程压痛。诊断为右输尿管结石。入院后完善各项术前检查,并拟于今天12:00在硬膜外麻醉下行输尿管镜下弹道碎石术。医嘱:留置导尿。

情境任务:请遵医嘱为病人行术前导尿并留置导尿管。

(3)试题编号:H3-3

王××,女,38岁,因体检时发现右侧乳房外上象限有一3.0cm×3.0cm大小不规则肿块入院,体格检查:T36℃,P70次/分,R22次/分,BP105/80mmHg,神志清楚,心肺无特殊,右乳外上项1点钟位可扪及一大小约3cm×3cm肿块,质硬,与周围组织分界不清。经病理切片检查确诊为乳腺癌。拟于今天10:00在全麻下行右乳房切除及腋窝淋巴结清扫术。医嘱:留置导尿。

情境任务:请遵医嘱为病人行术前导尿并留置导尿管。

(4)试题编号:H3-4

江××,女,27岁,因体检时发现子宫有一5.0cm×5.0cm大小肌瘤入院。体格检查:T36℃,P70次/分,R22次/分。入院后完善各项术前检查,拟于今天9:30在全麻下行腹腔镜下子宫肌瘤切除术。医嘱:留置导尿。

情境任务:请遵医嘱为病人行术前导尿并留置导尿管。

(5)试题编号:H3-5

刘××,女,55岁,因腹痛、腹泻与便秘交替、便血伴消瘦3个月入院,经检查诊断:直肠黏膜管状腺癌。完善各项检查后,予以肠道准备,拟于今天11:00在全麻下行直肠癌根治术。医嘱:留置导尿。

情境任务:请遵医嘱为病人行术前导尿并留置导尿管。

(6)试题编号:H3-6

杨××,女,46岁,因经量增多,经期延长2年,症状加重3个月入院。体格检查:贫血貌,子宫前位,约妊娠5个月大小,宫体表面呈结节感、质硬,宫体活动度好,无明显压痛。实验室检查:血红蛋白 81g/L。诊断:子宫肌瘤。拟于今天 8:30 行经腹子宫切除术。医嘱:留置导尿。

情境任务:请遵医嘱为病人行术前导尿并留置导尿管。

(7)试题编号:H3-7

孙××,女,50 岁,因今晨呕血 4 次,每次量约 150ml,经内科保守治疗无效转普外科,病人既往有胃溃疡病史 8 余年。体查:T36℃,P100 次/分,R22 次/分,BP96/60mmHg,贫血貌,腹平软,无压痛反跳痛。诊断:上消化道出血、胃溃疡。诊断:上消化道出血、胃溃疡,拟于今天 9:00 在全麻下行胃大部分切除术。医嘱:留置导尿。

情境任务:请遵医嘱为病人行术前导尿并留置导尿管。

(8)试题编号:H3-8

陈××,女,26 岁,妊娠 37 周,因胎儿宫内窘迫 2 小时治疗无好转需手术终止妊娠。拟于今天 9:00 在硬膜外麻醉下行剖宫产术。医嘱:留置导尿。

情境任务:请遵医嘱为病人行术前导尿并留置导尿管。

(9)试题编号:H3-9

李××,女,37 岁,因反复发作性上腹部饥饿性疼痛 1 年,伴腹痛加重 1 小时入院,体查:T38℃,P102 次/分,R26 次/分,BP95/65mmHg,神志清楚,板状腹,腹肌紧张,满腹压痛反跳痛,肠鸣音减弱。诊断:十二指肠溃疡急性穿孔。拟行急诊手术。医嘱:留置导尿。

情境任务:请遵医嘱为病人行术前导尿并留置导尿管。

(10)试题编号:H3-10

常××,女,58 岁,因"阴道不规则流血半年"入院,诊断为子宫颈癌。现病人情绪稳定,生命体征正常,拟于今天 10:00 在全麻下行子宫颈癌根治术。医嘱:留置导尿。

情境任务:请遵医嘱为病人行术前导尿并留置导尿管。

(11)试题编号:H3-11

历××,女,28 岁,分娩后 8 小时因伤口疼痛未排尿。现病人烦躁不安,诉下腹部胀痛难忍,有尿意,但排尿困难。体格检查:耻骨联合上膨隆,可触及囊性包块。诊断:产后尿潴留。医嘱:留置导尿。

情境任务:请遵医嘱为病人行留置导尿。

2. 实施条件

H3 留置导尿(女病人)实施条件

类型	留置导尿(女病人)实施条件	备注
场地	(1)模拟病房;(2)模拟治疗室;(3)处置室	
资源	(1)床单位;(2)志愿者(主考学校随机指定);(3)治疗车、治疗盘;(4)生活垃圾桶、医用垃圾桶;(5)屏风;(6)多功能护理人	
用物	(1)无菌导尿包(内装止血钳 2 把、弯盘、治疗碗、一个小药杯内置棉球数个、一个空小药杯、液状石蜡棉球瓶、有盖标本瓶、纱布数块、孔巾 1 块);(2)留置导尿管 2 根;(3)集尿袋 1 个;(4)无菌手套 2 副;(5)皮肤消毒液;(6)会阴消毒包(内装治疗碗、弯盘、止血钳 1 把、棉球数个);(7)无菌持物钳及筒;(8)生理盐水及 2 个注射器;(9)一次性垫布;(10)大浴巾;(11)便盆及便盆巾;(12)病历本及护理记录单(按需准备);(13)尿管标识贴;(14)手消毒剂	

续表

类型	留置导尿(女病人)实施条件	备注
测评专家	每 10 名学生配备一名考评员,考评员要求具备中级以上职称	

3. 考核时量

留置导尿(女病人):30 分钟(其中用物准备 10 分钟,操作 20 分钟)。

4. 评分标准

H3　留置导尿(女病人)考核评分标准

考核内容		考核点及评分要求	分值	扣分	得分	备注
评估及准备(20分)	病人(9分)	1. 核对医嘱	2			
		2. 评估病人全身情况:年龄、病情、意识状态	3			
		3. 评估病人会阴及膀胱充盈情况	2			
		4. 评估病人心理状况,解释并取得合作,嘱有自理能力病人自行清洗会阴	2			
	环境(3分)	清洁、宽敞、明亮,关闭门窗、屏风遮挡,符合无菌技术要求,注意保护隐私	3			
	操作者(3分)	1. 着装整洁,戴好口罩帽子,挂表	1			
		2. 消毒双手,方法正确	2			
	用物(5分)	用物准备齐全(少一个扣 0.5 分,最多扣 2 分);逐一对用物进行检查,质量符合要求;按操作先后顺序放置	5			
实施(60分)	初步消毒(18分)	1. 带用物至床旁,核对,解释,取得同意;拉上窗帘或屏风遮挡	2			
		2. 了解外阴清洗情况	1			
		3. 体位安置符合操作要求,铺一次性垫巾,暴露外阴,病人感觉舒适	2			
		4. 打开消毒包方法正确,倒入消毒液量适宜	2			
		5. 戴无菌手套方法正确	2			
		6. 右手持止血钳夹消毒液棉球擦洗:从上至下、从外向内、一个棉球限用一次、消毒方向不折返,消毒顺序正确,中间不留空隙,动作轻柔,符合原则,关心病人	7			
		7. 医用垃圾初步处理正确	2			

高等职业院校学生专业技能考核标准与题库

续表

考核内容	考核点及评分要求	分值	扣分	得分	备注
再次消毒（18分）	1. 开无菌导尿包无污染，倒入适量消毒液，备好生理盐水、导尿管、无菌注射器、集尿袋	2			
	2. 戴无菌手套方法正确	2			
	3. 铺巾方法正确，无污染，无菌巾与孔巾构成一无菌区	4			
	4. 检查气囊，无漏气	2			
	5. 连接导尿管与集尿袋，润滑长度合适	2			
	6. 左手分开并固定小阴唇，右手持血管钳夹棉球消毒尿道口、两侧小阴唇内侧、尿道口，每个棉球用一次，污棉球及用过的血管钳放弯盘内并移开，消毒符合要求，顺序正确，动作轻柔	6			
插管与固定（14分）	1. 嘱病人深呼吸，插管动作轻柔，插入尿道约4～6cm，见尿液流出再插入7～10cm，用血管钳夹闭导尿管末端。沟通有效	5			
	2. 根据导尿管上注明的气囊容积向气囊注入等量的无菌生理盐水，生理盐水注入方法正确，轻拉导尿管有阻力感，导尿管固定有效	4			
	3. 固定集尿袋，开放导尿管	2			
	4. 及时撤下用物，注意保护隐私和保暖	1			
	5. 集尿袋固定妥当、低于膀胱的位置。脱手套。注明置管日期	2			
导尿后处理（10分）	1. 及时撤出浴巾，协助病人穿好裤子及取舒适体位，床单位整洁	2			
	2. 消毒双手，方法正确；取下口罩；记录	3			
	3. 健康指导内容正确，方式合适	3			
	4. 医用垃圾初步处理正确	2			
评价（20分）	1. 病人满意	4			
	2. 护患沟通有效，病人合作	4			
	3. 仪表举止大方得体，关爱病人，体现整体护理理念	4			
	4. 操作规范，流程熟练	4			
	5. 在规定时间内完成，每超过1分钟扣1分，扣满4分为止	4			
总分		100			

5. 评价指南

①按照《留置导尿（女病人）考核评分标准》进行评分；

②留置导尿术操作前告知病人需留置导尿的原因，做好心理护理，减轻病人的心理压力；操作时注意保护病人隐私，操作过程中若操作者出现严重污染情况（如，无菌物品掉到地上、戴

好手套前未打开无菌区、无菌手套有破损、导尿管误插入阴道等),发生1次能正确处理者扣5分,发生2次及以上或者出现严重污染不能正确处理者则考核结果为不合格;操作结束后告知病人保护导尿管及预防感染的相关知识,并根据当时情况给予针对性的健康指导。

项目二 "T"管引流护理

1. 任务描述

(1)试题编号:H4-1

张××,女,50岁,因胆总管结石行胆囊切除、胆总管切开取石、"T"管引流术后第3天,神志清楚,生命体征稳定。"T"管引流出黄色胆汁,量约800ml/天。

情境任务:遵医嘱,请你为病人进行"T"管引流的护理。

(2)试题编号:H4-2

李××,男,36岁,因胆石症行胆囊切除、胆总管切开取石、"T"管引流术后第10天,切口愈合良好,体温37℃,未诉腹痛腹胀等不适,黄疸基本消退,准备出院。

情境任务:遵医嘱,请你为病人进行"T"管引流的护理。

(3)试题编号:H4-3

余××,男,61岁,因胆石症行胆囊切除、胆总管切开取石、"T"形管引流术后第15天,感轻微腹痛腹胀,黄疸消退,体温:37.1℃,回医院复查。

情境任务:遵医嘱,请你为病人进行"T"管引流的护理。

(4)试题编号:H4-4

王××,男,71岁,因胆管癌手术治疗,留置"T"管。现术后第5天,神志清楚,体温37.1℃,伤口敷料清洁干燥,稍感腹痛腹胀,轻度黄疸。

情境任务:遵医嘱,请你为病人进行"T"管引流的护理。

(5)试题编号:H4-5

刘××,女,42岁,因急性梗阻性化脓性胆管炎行胆总管切开减压、取石、"T"管引流术后第3天,神志清楚,生命体征稳定。

情境任务:遵医嘱,请你为病人进行"T"管引流的护理。

(6)试题编号:H4-6

赵××,男,66岁,因胆石症行胆囊切除、胆总管切开取石、"T"形管引流术后第10天,切口愈合良好,体温36.5℃,未诉腹痛腹胀等不适,黄疸基本消退,准备出院。

情境任务:遵医嘱,请你为病人进行"T"管引流的护理。

(7)试题编号:H4-7

孙××,男,50岁,因胆石症行胆囊切除、胆总管切开取石、"T"形管引流术后第15天,感轻微腹痛腹胀,黄疸消退,体温36.5℃,回医院复查。

情境任务:遵医嘱,请你为病人进行"T"管引流的护理。

(8)试题编号:H4-8

陈××,男,65岁,因胆管癌手术治疗,留置"T"管。现术后第5天,神志清楚,体温37.2℃,伤口敷料清洁干燥,稍感腹痛腹胀,轻度黄疸。

情境任务:遵医嘱,请你为病人进行"T"管引流的护理。

(9)试题编号:H4-9

屈××,女,60岁,因胆石症行胆囊切除、胆总管切开取石、"T"管引流术后第3天,神志清楚,生命体征稳定,伤口敷料干燥,腹痛腹胀好转,黄疸明显消退。

情境任务:遵医嘱,请你为病人进行"T"管引流的护理。

(10)试题编号:H4-10

周××,男,48岁,因胆石症行胆囊切除、胆总管切开取石、"T"形管引流术后第10天,切口愈合良好,体温36.8℃,未诉腹痛腹胀等不适,黄疸消退,准备出院。

情境任务:遵医嘱,请你为病人进行"T"管引流的护理。

2.实施条件

H4"T"管引流护理实施条件

类型	"T"管引流护理实施条件	备注
场地	(1)模拟病房;(2)模拟治疗室;(3)处置室	
资源	(1)床单位;(2)志愿者(主考学校随机指定);(3)治疗车、治疗盘;(4)医疗垃圾桶、生活垃圾桶;(5)屏风;(6)"T"管引流模型	
用物	(1)无菌引流袋及接口;(2)治疗巾;(3)棉签;(4)碘附;(5)无菌手套;(6)弯盘;(7)血管钳;(8)笔;(9)治疗卡;(10)病历本及护理记录单(按需准备);(11)标签;(12)手消毒剂	
测评专家	每10名学生配备一名考评员,考评员要求具备中级以上职称	

3.考核时量

"T"管引流护理:20分钟(其中用物准备10分钟,操作10分钟)。

4.评分标准

H4"T"管引流护理考核评分标准

考核内容		考核点及评分要求	分值	扣分	得分	备注
评估及准备(20分)	病人(9分)	1. 核对医嘱、治疗卡	3			
		2. 核对病人,评估病情、"T"管引流情况	3			
		3. 解释操作目的,取得病人合作	3			
	环境(2分)	符合"T"管引流护理要求,注意保护隐私	2			
	操作者(4分)	1. 着装整洁,戴好口罩帽子,挂表	2			
		2. 消毒双手,方法正确	2			
	用物(5分)	用物准备齐全(少一个扣0.5分,最多扣2分);逐一对用物进行检查,质量符合要求;按操作先后顺序放置	5			
实施(60分)	操作前(5分)	1. 再次核对,拉上床帘。协助病人取平卧或半卧位,暴露"T"管及右侧腹壁	3			
		2. 治疗巾铺于引流管的下方	1			
		3. 置弯盘于"T"管与引流袋接口下方	1			

续表

考核内容		考核点及评分要求	分值	扣分	得分	备注
实施 (60分)	操作中 (40分)	1. 夹管:用血管钳夹闭引流管管口近端	4			
		2. 戴无菌手套	2			
		3. 初消毒:用碘附棉签消毒连接处"T"管(从接口处开始向上至少5cm)	7			
		4. 分离引流袋,并置于医用垃圾袋,脱手套,快速消毒液洗手	5			
		5. 再消毒:用碘附棉签消毒"T"管引流口(由内向外消毒管口及外周)	6			
		6. 连接与固定:检查新引流袋,出口处拧紧,一手握住引流管,将新的引流袋与引流管连接牢固	6			
		7. 固定:将引流袋挂于床边,引流袋应低于"T"型引流管平面	4			
		8. 保持有效引流:松开血管钳,观察引流通畅情况	4			
		9. 在标签上注明引流袋更换的日期和时间,并贴于引流袋正面。	2			
	操作后处理 (15分)	1. 撤去治疗巾、弯盘	2			
		2. 协助病人取舒适体位,整理床单位	3			
		3. 整理用物,垃圾分类处理	2			
		4. 消毒双手、记录	3			
		3. 根据病情进行健康指导	5			
评价 (20分)		1. 操作规范,动作熟练	4			
		2. 态度和蔼,关爱病人,体现人文关怀	4			
		3. 注意保护病人隐私	4			
		4. 沟通良好,病人合作	4			
		5. 在规定时间内完成,每超过一分钟扣1分,扣满4分为止	4			
总分			100			

5. 评价指南

①按照《"T"管引流护理考核评分标准》进行评分;

②操作前能对所抽案例中的指定对象进行评估,向病人解释"T"管引流护理的目的;按照无菌原则更换"T"管引流袋并固定,操作过程中关心体贴病人,帮助病人取合适的卧位;操作熟练,关爱病人,能随时观察病情及引流情况;根据病人当时情况进行健康指导。

模块三　造口护理

项目一　气道切开吸痰及切口护理

1. 任务描述

（1）试题编号：H5-1

林××，男，70 岁。因喉癌手术后行气管切开。体格检查：T37.6℃，P98 次/分，R30 次/分，BP130/80mmHg，神志清楚，听诊气管及肺部有痰鸣音。医嘱：气管切开伤口每日换药一次，必要时吸痰。

情境任务：请遵医嘱为病人吸痰一次并更换气管切开伤口敷料。

（2）试题编号：H5-2

张××，男，22 岁。因头痛乏力 5 天双下肢麻木 1 天入院，病人呼吸浅，12 次/分，神志清楚，入院后病人左上肢无力加重，并先后在出现右上肢、左下肢、右下肢无力及吞咽困难，诊断为吉兰-巴雷综合症。入院后 6 小时出现呼吸麻痹，予气管切开。体格检查：T38.3℃，P110 次/分、R12 次/分，听诊气管及肺部有痰鸣音。医嘱：气管切开伤口每日换药一次，必要时吸痰。

情境任务：请遵医嘱为病人吸痰一次并更换气管切开伤口敷料。

（3）试题编号：H5-3

李××，女，54 岁，因皮肤脓疱疮遵医嘱在门诊予青霉素治疗，在输液过程中突然出现面色苍白、喉头发痒、呼吸困难。判断为青霉素过敏，立即行抗过敏治疗并行气管切开。体格检查：T37.1℃，P90 次/分，R24 次/分，BP110/65mmHg，神志清楚，听诊气管及肺部有痰鸣音。医嘱：气管切开伤口每日换药一次，必要时吸痰。

情境任务：请遵医嘱为病人吸痰一次并更换气管切开伤口敷料。

（4）试题编号：H5-4

王××，男，32 岁，因在灭火过程中被烧伤头面部 1 小时入院。体格检查：T38.2℃、P130 次/分、R35 次/分，呼吸困难。入院后即予气管切开，近 2 天来气管内痰液多。医嘱：必要时吸痰，每日更换气管切开伤口敷料。

情境任务：请遵医嘱为病人吸痰一次并更换气管切开伤口敷料。

（5）试题编号：H5-5

秦××，男，41 岁，因在建筑工地搬运物品时不慎被铁钉扎伤手指，当时不以为意，伤口未处理。2 天后出现吞咽困难入院，诊断：破伤风。当日给予了气管切开，体格检查：T39.1℃，P102 次/分，R34 次/分，BP130/80mmHg，神志清楚，听诊肺部及喉中有痰鸣音。医嘱：必要时吸痰，每日更换气管切开伤口敷料。

情境任务：请遵医嘱为病人吸痰一次并更换气管切开伤口敷料。

（6）试题编号：H5-6

陈××，男，65 岁。因突发头痛，神志不清 1 小时入院，体格检查：T38.1℃，P64 次/分，R13 次/分，BP180/105mmHg，口角歪斜，右侧肢体肌力降低，失语。5 天前予气管切开，现听诊喉中及肺部有痰鸣音，双肺有湿啰音，诊断：高血压脑出血。

医嘱：必要时吸痰为病人更换气管切开伤口敷料。

情境任务：请遵医嘱为病人吸痰一次并更换气管切开伤口敷料。

（7）试题编号：H5-7

李××,女,69岁,因头部车祸后1小时收住脑外科。体格检查:T37.5℃,P68次/分,R14次/分,BP180/100mmHg,昏迷GCS评分3分,双侧瞳孔直径4mm,光反应迟钝,头颅CT示颅后窝高密度影,当日予开颅手术及气管切开,现气管内及双肺痰鸣音明显。医嘱:必要时吸痰,每日更换伤口敷料。

情境任务:请遵医嘱为病人吸痰一次并更换气管切开伤口敷料。

(8)试题编号:H5-8

高××,男,40岁,因车祸头部损伤、全身多处骨折半小时入院。体格检查:T36.5℃,P60次/分,R19次/分,BP90/60mmHg,诊断:硬膜下血肿、脑挫伤、骨盆骨折、血气胸。行颅内血肿清除术、骨折固定术、胸腔闭式引流术及气管切开术。现气管内及双肺痰鸣音明显,生命体征尚平稳。医嘱:必要时吸痰,每日更换气管切开伤口敷料。

情境任务:请遵医嘱为病人吸痰一次并更换气管切开伤口敷料。

(9)试题编号:H5-9

陶××,男,73岁,因反复咳嗽、咳痰、痰中带血3月余入院。诊断:肺癌。3天前行肺叶切除术及气管切开术,今晨体格检查:T38.4℃,P104次/分,R32次/分,BP140/85mmHg,神志清楚、发绀,气管内及肺部可闻及痰鸣音。医嘱:必要时吸痰,每日更换气管切开伤口敷料。

情境任务:请遵医嘱为病人吸痰一次并更换气管切开伤口敷料。

(10)试题编号:H5-10

王××,男,53岁,因发现口底肿块并反复出血3月入院,诊断:口底癌。已于5日前给予肿瘤病灶清除术、气管切开术。体格检查:T38.6℃,P84次/分,R22次/分,BP120/75mmHg,气管内及肺部可闻及痰鸣音,双肺湿性啰音。医嘱:必要时吸痰,每日更换气管切开伤口敷料。

情境任务:请遵医嘱为病人吸痰一次并更换气管切开伤口敷料。

2. 实施条件

H5 气道切开吸痰及切口护理实施条件

类型	气道切开吸痰及切口护理实施条件	备注
场地	(1)模拟病房;(2)处置室	
资源	(1)病床;(2)气管切开吸痰及切口护理模型人(主考学校准备);(3)便携式吸痰器、干燥无菌空瓶(均备于床头);(4)治疗车、治疗盘;(5)医疗垃圾桶、生活垃圾桶	
用物	(1)一次性吸痰包、一次性吸痰管(内含无菌手套一只);(2)气管切开护理盘(治疗碗两个:一个内置络合碘棉球、另一个内置无菌生理盐水纱布,无菌血管钳2把、无菌开口纱布);(3)0.9%氯化钠(瓶装);(4)无菌手套;(5)听诊器;(6)手电筒;(7)医嘱单;(8)记录单;(9)笔;(10)手消毒剂	
测评专家	每10名学生配备一名考评员,考评员要求具备中级以上职称	

3. 考核时量

气道切开吸痰及切口护理:25分钟(其中用物准备10分钟,操作15分钟)。

4. 评分标准

H5 经气管切开吸痰及伤口护理考核评分标准

考核内容		考核点及评分要求	分值	扣分	得分	备注
评估及准备（20分）	病人（8分）	1. 核对医嘱、治疗卡、病人个人信息	2			
		2. 全身情况：病情、意识、生命体征、血氧饱和度	2			
		3. 局部情况：呼吸困难、发绀的程度，肺部呼吸音，气管套管固定情况，伤口情况	2			
		4. 心理状况、合作程度、健康知识	2			
	环境（2分）	清洁、安静、明亮，温湿度适宜，符合无菌技术操作要求	2			
	操作者（2分）	1. 着装整洁、端庄大方	1			
		2. 消毒双手、戴口罩	1			
	用物（5分）	用物准备齐全（少一个扣0.5分，最多扣2分）；逐一对用物进行检查，质量符合要求；摆放有序，符合操作原则	5			
	便携式吸痰器（3分）	检查便携式吸痰器性能，干燥无菌空瓶备于床头	3			
实施（60分）	吸痰（30分）	1. 带用物至病人床旁，核对床号、姓名，并向病人和家属做好解释	2			
		2. 给病人高流量吸氧3～5分钟（口述）	1			
		3. 协助病人头偏向护士，去枕仰卧位	2			
		4. 打开吸痰器开关，正确调节负压（成人40～53.3kPa，小儿33～40kPa、新生儿<13.3kPa）	3			
		5. 消毒双手、戴口罩	2			
		6. 打开一次性吸痰包，取治疗巾铺于颌下，放弯盘	2			
		7. 检查、倾倒无菌生理盐水至治疗碗内	2			
		8. 戴好一次性手套，取出吸痰管与连接导管相连	2			
		9. 打开吸痰器开关，用无菌生理盐水试吸，湿润及检查导管是否通畅	2			
		10. 反折吸痰管，将吸痰管插入气管套管内	2			
		11. 将吸痰管左右旋转，向上提拉，吸净气道内的痰液（一次吸痰时间不超过15秒）	4			
		12. 将吸痰管与连接管断开，抽吸生理盐水，冲洗连接管，关闭吸引器，将连接管放置妥当，撤去吸痰用物，消毒双手	4			
		13. 吸痰过程中密切观察病人面色、生命体征和血氧饱和度，判断吸痰效果。吸痰后给予病人高流量吸氧3～5分钟（口述）	2			

续表

考核内容		考核点及评分要求	分值	扣分	得分	备注
实施 (60分)	更换敷料 (20分)	1. 打开换药无菌盘,戴无菌手套	2			
		2. 取下开口纱布	2			
		3. 用络合碘棉球依次(从上到下、从内到外)消毒切口周围皮肤及托盘2次(直径>8cm)	10			
		5. 取开口无菌纱布衬于套管和皮肤中间	2			
		6. 套管口覆盖湿润纱布并固定	2			
		7. 检查气管套管的固定带松紧度,撤去换药用物,脱手套,听诊肺部呼吸音,判断吸痰效果	2			
	整理记录 (5分)	1. 协助病人取舒适卧位,整理床单位	2			
		2. 按要求分类处理用物	1			
		3. 消毒双手,取下口罩,记录	2			
	健康指导 (5分)	做好有效咳嗽排痰、叩击拍背、防止气管套管脱落的健康指导	5			
评价 (20分)		1. 遵守无菌技术操作原则,无菌观念强	4			
		2. 操作规范,动作轻柔	4			
		3. 护患沟通良好,健康指导有效	4			
		4. 仪表端庄,关爱病人	4			
		5. 在规定时间内完成,每超过一分钟扣1分,扣满4分为止	4			
总分			100			

5. 评价指南

①按照《气道切开吸痰及伤口护理考核评分标准》进行评分;

②操作前应简单向病人及家属解释目的,评估病人的病情;按无菌技术操作原则进行操作,吸痰前后听诊病人双肺呼吸音,并给予氧气吸入,观察生命体征和血氧饱和度,使用呼吸机者,应观察呼吸机参数变化。注意观察气管切开伤口有无红肿、渗出,换敷料后气管套管口用湿润盐水纱布覆盖。病人如果为清醒者,应加强与病人的沟通,指导病人有效咳嗽及防止套管脱落、防止套管被堵塞的方法。

项目二 肠造口护理

1. 任务描述

(1)试题编号:H6-1

常××,女,60岁,因排黏液脓血便3个月无好转入院,完善相关检查后诊断直肠癌。2016年4月27日在全麻下行Hartmann手术,予左下腹乙状结肠单腔造口,术后未发现造口并发症。术后第5天病人佩戴造口袋,医嘱:立即行更换造口袋及肠造口术后护理。

情境任务:遵医嘱,请你为病人行更换造口袋及肠造口护理。

(2)试题编号:H6-2

刘××,44 岁,因排便次数增多,大便带血完善相关检查后诊断为直肠癌,于全麻下行 Hartmann 手术,予左下腹乙状结肠造口,术后未发现造口并发症。术后第 6 天病人佩戴造口袋,医嘱:立即行更换造口袋及肠造口术后护理。

情境任务:遵医嘱,请你为病人行更换造口袋及肠造口护理。

(3)试题编号:H6-3

张××,男性,58 岁,因大便不成形便血一周入院。诊断:直肠腺癌。于全麻下行腹腔镜"Miles 手术",予左下腹乙状结肠单腔造口,术后未发现造口并发症。术后第 5 天病人佩戴造口袋,医嘱:立即行更换造口袋及肠造口术后护理。

情境任务:遵医嘱,请你为病人行造口袋及肠造口护理

(4)试题编号:H6-4

肖××,男性,48 岁,因便血 2 个月入院,完善相关检查后,诊断直肠癌。2012 年 5 月 14 日于全麻下行 Miles 手术,予左下腹乙状结肠造口,术后第 2 天正常开放造口,造口黏膜红润,未发现造口并发症。术后第 5 天病人佩戴造口袋。病人既往有"高血压"病史 8 年,否认糖尿病史。医嘱:立即行更换造口袋及肠造口术后护理。

情境任务:遵医嘱,请你为病人更换造口袋及肠造口护理。

(5)试题编号:H6-5

陈××,男性,65 岁,因排便次数增多,大便带血被诊断为直肠癌。于全麻下行 Hartmann 手术,予左下腹乙状结肠造口,术后造口黏膜红润,未发现造口并发症。术后第 6 天病人佩戴造口袋,医嘱:立即行更换造口袋及肠造口术后护理。

情境任务:遵医嘱,请你为病人行更换造口袋及肠造口护理。

(6)试题编号:H6-6

周××,男性,45 岁,因大便不成形便血一周入院。诊断:直肠腺癌。于全麻下行腹腔镜"Miles 手术",予左下腹乙状结肠造口,术后未发现异常。术后第 6 天病人佩戴造口袋,医嘱:立即行更换造口袋及肠造口术后护理。

情境任务:遵医嘱,请你为病人行更换造口袋及肠造口护理。

(7)试题编号:H6-7

郭××,男性,61 岁,腹胀伴体重下降 20 天入院。体格检查:消瘦面容,腹部压痛无反跳痛。诊断:结肠癌。于连硬外麻下行结肠癌根治术,术中因病人病情较重且肠管水肿明显以及近端结肠内较多大便,不宜一期吻合。因此近端结肠减压后,肠管断段清洁消毒,行结肠单口造瘘。术后第 5 天病人佩戴造口袋,医嘱:立即行更换造口袋及肠造口术后护理。

情境任务:遵医嘱,请你为病人行更换造口袋及肠造口护理。

(8)试题编号:H6-8

王××,女性,74 岁,病人于 3 月前无明显诱因下出现排黏液血便,每日 1-2 次,量约 50-100ml,不成形,伴排便困难,症状严重时伴有腹痛、腹胀入院。诊断:直肠癌。于全麻下行腹腔镜"Miles 手术",予左下腹乙状结肠造口。术后第四天病人佩戴造口袋,医嘱:立即行更换造口袋及肠造口术后护理。

情境任务:遵医嘱,请你为病人行更换造口袋及肠造口护理。

(9)试题编号:H6-9

周××,男性,63 岁。反复发生黏液稀便、腹泻、便秘 4 个月,脐周及下腹部隐痛不适,腹平软,无压痛及肿块,粪便隐血试验(+)。发病以来,体重下降 5kg 入院。诊断:结肠癌。于全

麻下行结肠癌根治术。术中因病人病情较重且肠管水肿明显以及近端结肠内较多大便,不宜一期吻合。因此近端结肠减压后,肠管断段清洁消毒,行结肠单口造瘘。术后第五天病人佩戴造口袋,医嘱:立即行更换造口袋及肠造口术后护理。

情境任务:遵医嘱,请你为病人行更换造口袋及肠造口护理。

(10)试题编号:H6-10

刘××,女性,40 岁。6 个月前无明显诱因出现粪便表面有时带血及黏液,伴大便次数增加,每日 3-4 次,时有排便不尽感,但无腹痛。曾于当地医院按"慢性细菌性痢疾"治疗无效。发病以来体重下降 3kg。诊断:直肠癌。于全麻下行 Hartmann 手术,予左下腹乙状结肠造口,术后未发现造口并发症。术后第 5 天病人佩戴造口袋,医嘱:立即行更换造口袋及肠造口术后护理。

情境任务:遵医嘱,请你为病人行更换造口袋及肠造口护理。

2.实施条件

H6　肠造口护理实施条件

类型	肠造口护理实施条件	备注
场地	(1)模拟病房(2)处置室	
资源	(1)床单位;(2)肠造口模型;(3)治疗车、治疗盘;(4)医疗垃圾桶、生活垃圾桶;(5)屏风	
用物	(1)治疗碗 2 个;(2)镊子 2 把;(3)治疗巾;(4)无菌手套;(5)造口测量板;(6)造口袋一套(底板、袋);(7)剪刀、弯盘;(8)纱布;(9)棉球若干;(10)无菌生理盐水;(11)医嘱单;(12)记录单;(13)笔;(14)皮肤护肤粉、皮肤保护膜、防漏膏或防漏条,一次性引流袋(按需备用);(15)手消毒剂	
测评专家	每 10 名学生配备一名测评专家,测评专家要求具备中级以上职称	

3. 考核时量

肠造口护理:25 分钟(其中用物准备 10 分钟,操作 15 分钟)。

4. 评分标准

H6　肠造口护理考核评分标准

考核内容		考核点及评分要求	分值	扣分	得分	备注
评估及准备(20 分)	病人(8 分)	1. 核对医嘱、治疗卡,确认医嘱	2			
		2. 核对病人,评估病情,意识	2			
		3. 评估病人手术方式、造口的类型、造口周围皮肤情况及造口有无异常情况、家属及病人对造口的认知情况及病人自我照顾能力	2			
		4. 评估病人心理状况,解释并取得合作	2			
	环境(2 分)	符合肠造口术后护理要求,注意隐私保护	2			

续表

考核内容		考核点及评分要求	分值	扣分	得分	备注
	操作者 (4分)	1. 着装整洁,戴挂表	2			
		2. 消毒双手方法正确,戴口罩	2			
	用物 (6分)	1. 用物准备齐全(少一个扣0.5分);逐一对用物进行检查,质量符合要求;摆放有序,符合操作原则	6			
实施 (60分)	取下原来的底板 (10分)	1. 再次核对,告知配合要点及注意事项,取得配合	2			
		2. 协助病人取平卧位	2			
		3. 造口侧下方铺治疗巾,置弯盘	2			
		4. 戴手套剥除造口袋:一手轻按腹壁,一手将造口底板缓慢撕下	4			
	清洁造口 (8分)	1. 用生理盐水棉球清洗造口及周围皮肤	6			
		2. 用小方纱布或纸巾擦干皮肤	2			
	粘贴造口袋 (28分)	1. 用测量板测量造口大小	4			
		2. 先用笔在底板背面画记后用剪刀修剪出造口的大小	4			
		3. 将底板对准造口,检查开口大小是否合适	4			
		4. 撕去底板的剥离纸,拉平造口周围皮肤,粘贴底板,并均匀按压各处	6			
		5. 关好造口袋的排放口	4			
		6. 指导病人饮食、活动、衣着、沐浴等知识	6			
	观察记录 (6分)	1. 观察造口黏膜及周围皮肤情况	3			
		2 观察病人及家属对造口的接受程度及反应	3			
	操作后处理 (8分)	1. 整理床单位,协助病人取舒适体位,放好呼叫器	2			
		2. 整理用物,医用垃圾初步处理正确	2			
		3. 消毒双手	2			
		4. 记录造口情况及排泄物的性质、颜色、量、气味	2			
评价 (20分)		1. 操作规范,动作熟练、轻柔	4			
		2. 态度和蔼,关爱病人	4			
		3. 注意保护病人隐私	4			
		4. 沟通良好,病人合作	4			
		5. 在规定的时间内完成操作,每超过一分钟扣1分,扣满4分为止。	4			
总分			100			

5.评价指南

①按照《肠造口护理考核评分标准》进行评分;

②肠造口护理前能对所抽案例中的指定对象进行评估，病人能够明白肠造口的目的及配合的注意事项，愿意合作，病人能够参与自我护理肠造口，造口护理及并发症处理方法正确，造口袋选择适当，病人掌握饮食、活动、穿衣等注意事项。操作熟练，关爱病人，能随时观察病情。

三、跨岗位综合技能

模块一　康复护理

项目一　良肢位摆放

1. 任务描述

(1)试题编号：Z1-1

杨××，男性，67岁，因左侧肢体活动不利5天入院。既往有高血压病10年，冠心病5年。头颅CT：右侧基底节区脑梗死。体格检查：T36.5℃，P68次/分，R21次/分，BP160/90mmHg，神志清楚，言语流利，智力正常，饮水偶有轻度呛咳，左鼻唇沟浅，左侧肢体肌力0级(Brunnstrom Ⅰ期)，肌张力低，腱反射稍弱，左侧霍夫曼氏征及巴彬氏基征阳性。右侧肢体肌张力正常。不能保持坐位。

情境任务：为病人进行良肢位摆放。

(2)试题编号：Z1-2

张××，60岁，因头晕、头痛，伴口眼歪斜，言语不清，右侧肢体活动不利2小时入院。体格检查：右侧肢体无力，T36.6℃，P78次/分，R21次/分，BP160/120mmHg，神志清楚。CT检查为"脑梗死"。经住院治疗病情稳定，右侧上肢Brunnstrom Ⅱ期，右侧下肢Brunnstrom Ⅲ期。

情境任务：为病人进行良肢位摆放。

(3)试题编号：Z1-3

陈××，女，59岁，因突发倒地，意识不清10小时入院，诊断为脑出血。入院后病人呈嗜睡状态，双侧瞳孔等大等圆，直径3.0mm，对光反应存在。体格检查：T37.2℃，P65次/分，R16次/分，BP172/86mmHg，双侧鼻唇沟对称，伸舌居中，右下肢巴氏征(＋)，右侧上肢Brunnstrom Ⅰ期，右侧下肢Brunnstrom Ⅱ期，双肺呼吸音粗。经抢救治疗，病情基本稳定。

情境任务：为病人进行良肢位摆放。

(4)试题编号：Z1-4

宋××，男性，45岁，因突发头痛伴左侧肢体乏力半小时急诊收入院。入院时护理体格检查：T36.5℃，P95次/分，R16次/分，BP170/120mmHg，双侧瞳孔等圆等大、直径2.5mm、对光反射灵敏，左侧肢体肌力0级、肌张力增高，右侧肢体肌力、肌张力正常，受压皮肤完好。诊断：右颞叶脑出血、脑疝、高血压3级极高危。经全麻气管插管下行右颞叶开颅血肿清除术、去骨瓣减压术治疗，病人目前生命体征平稳。

情境任务：为病人进行良肢位摆放。

(5)试题编号：Z1-5

张××，女，63岁，脑出血后左侧肢体偏瘫住院，体格检查：左侧上肢Brunnstrom Ⅰ期，左侧下肢Brunnstrom Ⅱ期，活动受限，右侧肢体肌力正常，经治疗3天，病人生命体征平稳。

情境任务：为病人进行良肢位摆放。

(6)试题编号：Z1-6

黄××,男,68 岁。因突发意识障碍,右侧肢体偏瘫半小时入院,浅昏迷,听诊喉中有痰鸣音。经颅脑 CT 检查诊断:脑出血(左内囊区),收住神经内科。经入院治疗后,病人生命体征平稳,体格检查:右侧上肢 BrunnstromⅡ期,右侧下肢 BrunnstromⅡ期。

情境任务:为病人进行良肢位摆放。

(7)试题编号:Z1-7

唐××,男,40 岁,因"左侧肢体无力、麻木 8 天"入院,查头颅 MRI+MRA 示:右侧内囊后脑梗死;双侧额叶、右侧基底节多发缺血灶。诊断:急性脑梗死。体格检查:左侧鼻唇沟稍浅,口角向右歪斜,伸舌稍左偏,悬雍垂右偏,右侧咽反射减弱,左上肢肌张力低,肌力 0 级,左下肢肌张力、肌力 2 级,右侧肢体肌力、肌张力正常;左侧偏身痛知觉、温觉减退。

情境任务:为病人进行良肢位摆放。

(8)试题编号:Z1-8

叶××,男,36 岁。因过度疲劳和饮酒突发左侧肢体无力 1 小时入院,诊断为脑出血。经入院治疗,病人病情好转,生命体征平稳。体格检查:左上肢肌张力低,肌力 1 级,左下肢肌力 2 级,右侧肢体肌力、肌张力正常。

情境任务:为病人进行良肢位摆放。

(9)试题编号:Z1-9

李××,女,71 岁,工人。反复眩晕 19 年,右侧肢体麻木疼痛 10+天入院。诊断为"脑血栓形成",体格检查:右侧肢体活动不佳,上肢肌张力低,肌力 2 级,左下肢肌力 2 级。

情境任务:为病人进行良肢位摆放。

(10)试题编号:Z1-10

申××,女,55 岁,因左侧肢体偏瘫入院,诊断为脑出血。体格检查:左侧肢体活动受限,左侧上肢 BrunnstromⅡ期,左侧下肢 BrunnstromⅡ期。

情境任务:为病人进行良肢位摆放。

2. 实施条件

Z1　良肢位摆放实施条件

类型	良肢位摆放实施条件	备注
场地	(1)模拟病房;(2)模拟治疗室;(3)处置室	
资源	(1)治疗台;(2)志愿者(主考学校准备);(3)PT 训练床	
用物	(1)软枕 4 个 (2)手消毒剂 (3)翻身卡	
测评专家	每 10 名学生配备一名考评员,考评员要求具备中级以上职称	

3. 考核时量

良肢位摆放:30 分钟(其中用物准备 5 分钟,操作 25 分钟)。

4. 评分标准

Z1　良肢位摆放考核评分标准

考核内容		考核点及评分要求	分值	扣分	得分	备注
评估及准备（20分）	病人（9分）	1. 评估病人全身情况：年龄、病情、意识状态、影响因素	2			
		2. 评估病人功能障碍情况：肢体肌力、关节活动度等	2			
		3. 评估病人心理状况，解释并取得合作	3			
		4. 评估病人对康复知识的了解情况	2			
	环境（2分）	清洁、宽敞、明亮、安静，符合良肢位摆放要求	2			
	操作者（4分）	1. 衣帽整洁，挂表	2			
		2. 洗手/消毒手方法正确，戴口罩	2			
	用物（5分）	用物准备齐全（少一个扣0.5分，最多扣2分）；逐一对用物进行检查，质量符合要求；按操作先后顺序放置	5			
实施（60分）	仰卧位（14分）	1. 再次核对个人信息并进行有效沟通	2			
		2. 头部垫枕高度适中，头部位置摆放正确	2			
		3. 患侧上肢肢体摆放正确，保持肩关节上抬前挺，上臂外旋稍外展，肘、腕均伸直，掌心向上，手指伸直并分开，枕头位置放置正确	4			
		4. 患侧下肢肢体摆放正确，髋关节稍向内旋，膝关节呈轻度屈曲位，枕头位置放置正确	4			
		5. 脚底未放置物品	1			
		6. 及时记录体位摆放时间	1			
	健侧卧位（16分）	1. 沟通有效，病人放松	2			
		2. 体位转换方法正确	4			
		3. 患侧上肢体位摆放正确，保持患肩前伸，屈曲90°，置于高于心脏位置，前臂旋前，腕关节背伸，指关节伸展，手心向下，枕头位置放置正确	4			
		4. 患侧下肢体位摆放正确，患侧髋、膝关节屈曲，患足与小腿尽量保持垂直位，枕头位置放置正确	4			
		5. 健侧肢体自然放置	1			
		6. 及时记录体位摆放时间	1			
	患侧卧位（20分）	1. 沟通有效，病人放松	2			
		2. 体位转换方法正确	4			
		3. 病人背部垫枕，以保持侧卧姿势	2			
		4. 患侧上肢体位摆放正确：肩和肩胛骨向前伸，前臂往后旋，使肘和腕伸展，手掌向上，手指伸开	3			
		5. 健侧上肢放在躯干上，位置合理	2			

续表

考核内容	考核点及评分要求	分值	扣分	得分	备注
	6. 健侧下肢体位摆放正确,枕头位置放置正确,未压迫患侧肢体	3			
	7. 患侧下肢膝、髋关节屈膝,稍背屈踝关节,体位摆放正确	3			
	8. 及时记录体位摆放时间	1			
测量后处理 (10分)	1. 体位摆放安全、稳固	3			
	2. 及时查看床单位安全情况	2			
	3. 健康指导到位	3			
	4. 及时消毒双手,方法正确,取下口罩	2			
评价 (20分)	1. 病人安全、满意	4			
	2. 操作规范,动作熟练、轻柔,体位摆放正确	4			
	3. 沟通有效,配合良好,健康指导内容和方式合适	4			
	4. 语言亲切,态度和蔼,关爱病人	4			
	5. 在规定时间内完成,每超过1分钟扣1分,扣完4分为止	4			
总　分		100			

5. 评价指南

①按照《良肢位摆放考核评分标准》进行评分;

②良肢位摆放始终注意让病人保持防治痉挛模式,注意肩关节不能内旋,髋关节不能外旋,各种卧位要循环交替,体位转换时,身体不可翻得过度,无论何种体位,均需要2小时翻身一次。操作中注意与病人沟通,体现人文关怀。体位摆放方法准确,及时记录体位摆放的时间,并根据具体情况给予针对性的健康指导。用物准备可按需准备。

项目二　肩关节被动运动

1. 任务描述

(1)试题编号:Z2-1

代××,男,67岁。主因突感左侧肢体无力,伴头晕、头痛2小时入院。头部CT检查示"脑出血",经住院治疗后病情稳定,现遗留左侧肢体偏瘫,肩关节活动明显受限,ADL能力受限。

情境任务:为病人进行肩关节被动运动训练。

(2)试题编号:Z2-2

张××,男,65岁,因左侧肢体麻木,且逐渐加重,轻微头痛24小时就诊,诊断为脑出血。经入院治疗后,病人病情稳定,左侧上肢肌力1级,下肢肌力2级,肩关节活动受限。

情境任务:为病人进行肩关节被动运动训练。

(3)试题编号:Z2-3

姜××,男,57岁,因与人吵架后猝然倒地,神志昏迷。经MRI检查示脑出血(内囊出血)。经住院治疗后,病人病情稳定,饮水偶有轻度呛咳,右侧上肢Brunnstrom Ⅱ期,右侧下肢Brunnstrom Ⅱ期,病人肩关节活动受限,右臂不能上抬。

情境任务:为病人进行肩关节被动运动训练。

（4）试题编号:Z2-4

王××,男,62岁,因突发右侧肢体无力2小时入院,诊断为脑出血,病人既往15年高血压病史,体格检查:病人意识清楚,右侧上肢肌力2级,右侧下肢肌力3级,右肩活动受限。

情境任务:为病人进行肩关节被动运动训练。

（5）试题编号:Z2-5

杨××,男性,68岁,主因左侧肢体活动不利5天入院。既往有高血压病15年,冠心病8年。病人于5天前晨起发现左侧肢体无力,诊断为脑出血。体格检查:神志清楚,言语流利,智力正常,饮水偶有轻度呛咳,左鼻唇沟浅,左侧肢体肌力0级（BrunnstromⅠ期）,肌张力低,左肩关节活动受限。

情境任务:为病人进行肩关节被动运动训练。

（6）试题编号:Z2-6

杨××,男性,64岁,因右侧肢体活动不利伴言语障碍40天入院。体格检查:150/80mmHg,头颅CT:左侧半卵圆中心见片状低密度灶,诊断为脑出血。病人右侧上肢完全瘫痪,右下肢无法站立,予对症处理后,遗留有右侧肢体功能障碍以及言语障碍,为改善功能病人再次入院。

情境任务:为病人进行肩关节被动运动训练。

（7）试题编号:Z2-7

王××,男,68岁。因突发意识障碍,右侧肢体偏瘫半小时入院。经颅脑CT检查诊断:脑出血（右内囊区）,收住神经内科。经治疗后,病情稳定,左上肢肌张力低,肌力1级,肩关节活动受限,左下肢肌力2级。

情境任务:为病人进行肩关节被动运动训练。

（8）试题编号:Z2-8

叶××,男,70岁,因左侧肢体麻木2天入院,头颅CT:左侧基底节区及侧脑室旁多发腔梗,双侧脑室旁、半卵圆中心缺血性改变。诊断为脑梗死。入院后给予阿司匹林等改善循环治疗,病人左侧肢体无力得到改善,但主动活动受限,上肢肌力为2级,下肢肌力为1级。

情境任务:为病人进行肩关节被动运动训练。

（9）试题编号:Z2-9

刘××,男性,49岁,因左侧肢体活动障碍7天入院,诊断为右侧基底核区脑梗死。病人左侧上、下肢肌力1级,肩关节活动受限,右侧肢体肌力正常。

情境任务:为病人进行肩关节被动运动训练。

（10）试题编号:Z2-10

申××,女,42岁,因跳绳时突感右侧肢体活动不利2小时入院,CT示脑出血,体格检查无意识模糊,无呕吐、恶心,右侧肢体活动不利,肌力1级,肩关节活动受限。

情境任务:为病人进行肩关节被动运动训练。

2. **实施条件**

Z2 肩关节被动运动实施条件

类型	肩关节被动运动实施条件	备注
场地	（1）模拟病房;（2）模拟治疗室;（3）处置室	

续表

类型	肩关节被动运动实施条件	备注
资源	(1)治疗台;(2)志愿者(主考学校准备);(3)PT训练床	
用物	(1)手消毒剂	
测评专家	每10名学生配备一名考评员,考评员要求具备中级以上职称	

3. 考核时量

肩关节被动运动:30分钟(其中用物准备5分钟,操作25分钟)。

4. 评分标准

Z2 肩关节被动运动考核评分标准

考核内容		考核点及评分要求	分值	扣分	得分	备注
评估及准备(20分)	病人(11分)	1. 评估病人全身情况:年龄、病情、意识状态、影响因素	3			
		2. 评估病人功能障碍情况:肢体肌力、关节活动度等	3			
		3. 评估病人心理状况,解释并取得合作	3			
		4. 评估病人对康复知识的了解情况	2			
	环境(2分)	清洁、宽敞、明亮、安静,符合肩关节被动运动操作要求	2			
	操作者(4分)	1. 衣帽整洁,挂表	2			
		2. 洗手/消毒手方法正确	2			
	用物(3分)	用物准备齐全(少一个扣0.5分,最多扣2分);逐一对用物进行检查,质量符合要求;按操作先后顺序放置	3			
实施(60分)	肩关节屈伸运动训练(14分)	1. 再次核对个人信息并进行有效沟通	2			
		2. 病人体位摆放正确	2			
		3. 护士预备工作准备充分,站位、手位正确	2			
		4. 肩关节被动屈曲运动动作轻柔、缓慢、准确	6			
		5. 每个关节运动重复在5次以上	2			
	肩关节外展、内收运动训练(20分)	1. 沟通有效,病人放松	2			
		2. 病人体位摆放正确	3			
		3. 护士预备工作准备充分,站位、手位正确	2			
		4. 肩关节外展运动动作轻柔、缓慢、准确	5			
		5. 肩关节内收运动动作轻柔、缓慢、准确	5			
		6. 每个关节运动重复在5次以上	3			

续表

考核内容		考核点及评分要求	分值	扣分	得分	备注
肩关节内外旋运动训练（20分）		1. 沟通有效,病人放松	2			
		2. 病人体位摆放正确	2			
		3. 护士预备工作准备充分,站位、手位正确	4			
		4. 肩关节外旋运动动作轻柔、缓慢、准确	5			
		5. 肩关节内旋运动动作轻柔、缓慢、准确	5			
		6. 每个关节运动重复在5次以上	2			
训练后处理（6分）		1. 询问病人是否舒适	2			
		2. 健康指导到位	2			
		3. 及时消毒双手,方法正确,取下口罩	2			
评价（20分）		1. 病人安全、满意	4			
		2. 操作规范,动作熟练、轻柔,手法正确	4			
		3. 沟通有效,配合良好,健康指导内容和方式合适	4			
		4. 语言亲切,态度和蔼,关爱病人	4			
		5. 在规定时间内完成,每超过1分钟扣1分,扣完4分为止	4			
总 分			100			

5. 评价指南

①按照《肩关节被动运动考核评分标准》进行评分;

②肩关节被动运动动作宜轻柔缓慢,以病人耐受为度,宁可保证小角度的规范动作,也不要通过扭曲身体达到视觉上的"大角度",每次每个动作应重复至少5次;操作中注意与病人沟通,体现人文关怀。根据具体情况给予针对性的健康指导。

模块二 社区护理

项目 糖尿病病人饮食指导

1. 任务描述

(1)试题编号:Z3-1

赵××,男,56岁,汉族,会计,身高170cm,体重85kg,血糖升高诊断为2型糖尿病,采用口服药和饮食治疗,病情稳定,血糖控制较好,未出现明显并发症。

情境任务:请为病人制定饮食计划。

(2)试题编号:Z3-2

吴××,男,67岁,蒙古族,退休,身高167cm,体重58kg,血糖升高诊断为糖尿病20余年,测空腹血糖11.5mmol/L,随机血糖16.1mmol/L以上,遵医嘱改用胰岛素降糖,目前空腹血糖控制不佳。

情境任务:请为病人制定饮食计划。

(3)试题编号:Z3-3

张××,男,70岁,汉族,无业,身高165cm,体重50kg。病人多年前血糖开始升高,诊断为2型糖尿病,长期服用口服降糖药,近期血糖控制欠佳,病人出现多尿、多饮、体重减轻,空腹血糖在7.0mmol/L以上。

情境任务:请为病人制定饮食计划。

(4)试题编号:Z3-4

刘××,男,40岁,汉族,农民,身高171cm,体重63kg。因血糖升高2月就诊。病人2个月前无明显诱因食量逐渐增加,由原来的每天450g到每天550g,最多达800g,而体重却逐渐下降,2个月内体重减轻了3kg以上,同时出现口渴,喜欢多喝水,尿量增多。病后大便正常,睡眠一般,去医院就诊后查尿糖(++),空腹血糖10.7mmol/L,诊断为2型糖尿病,予口服降糖药治疗,目前病情稳定。

情境任务:请为病人制定饮食计划。

(5)试题编号:Z3-5

张××,女,61岁,汉族,无业,身高161cm,体重52kg。因口干多饮四肢乏力3月,饭量正常,体重减轻10斤就诊,体格检查:空腹血糖浓度14.1mmol/L,诊断为2型糖尿病,予降糖药口服治疗,目前空腹血糖控制较好,餐后血糖偏高。

情境任务:请为病人制定饮食计划。

(6)试题编号:Z3-6

徐××,男,37岁,汉族,教师,身高173cm,体重68kg,因血糖升高诊断为1型糖尿病10余年,现注射胰岛素降血糖,目前血糖控制较好。

情境任务:请为病人制定饮食计划。

(7)试题编号:Z3-7

詹××,女,70岁,退休,身高156cm,体重47kg,因乏力、双下肢酸胀2月入院,经查诊断为糖尿病,予口服降糖药治疗,目前血糖控制良好,无明显并发症。

情境任务:请为病人制定饮食计划。

(8)试题编号:Z3-8

施××,男,43岁,汉族,司机,身高174cm,体重84kg,诊断为2型糖尿病6年,目前予口服降糖药和胰岛素降血糖,血糖控制良好。

情境任务:请为病人制定饮食计划。

(9)试题编号:Z3-9

王××,女,65岁,身高158cm,体重66kg,确诊2型糖尿病18年,合并高血压、冠心病、糖尿病肾病。曾用过格列吡嗪,二甲双胍等口服降糖药,血糖控制不佳,医院诊治后改为胰岛素治疗,目前血糖控制较好。

情境任务:请为病人制定饮食计划。

(10)试题编号:Z3-10

刘××,男性,42岁,舞蹈演员,身高165cm,体重62公斤,确诊2型糖尿病3年,目前遵医嘱口服降糖药治疗,血糖控制较好。

情境任务:请为病人制定饮食计划。

2. 实施条件

Z3 糖尿病病人饮食指导实施条件

类型	糖尿病病人饮食指导实施条件	备注
场地	(1)模拟健康宣教室	
资源	(1)桌椅;(2)志愿者(主考学校随机指定);(3)生活垃圾桶	
用物	(1)食材;(2)厨具;(3)计算器;(4)食物交换份表;(5)草稿纸;(6)病历本;(7)笔;(8)食物秤	
测评专家	每10名学生配备一名考评员,考评员要求具备中级以上职称	

3. 考核时量

糖尿病病人饮食指导:20分钟(其中用物准备5分钟,操作15分钟)。

4. 评分标准

Z3 糖尿病病人饮食指导考核评分标准

考核内容		考核点及评分要求	分值	扣分	得分	备注
评估及准备 (20分)	病人 (6分)	1. 核对病人	1			
		2. 评估病人病情、意识、自理能力、饮食嗜好、经济状况	3			
		3. 评估病人心理状况,解释并取得合作	2			
	环境 (2分)	清洁、宽敞、明亮,室内无其他病人活动	2			
	操作者 (2分)	1. 着装整洁,端庄大方	1			
		2. 手上无饰品,指甲已修剪	1			
	用物 (8分)	用物准备齐全;逐一对用物进行检查,质量符合要求;按操作先后顺序放置	8			
实施 (70分)		1. 计算标准体重正确	6			
		2. 判断体型	8			
		3. 判断体力劳动程度	8			
		4. 计算每天所需总热量	10			
		5. 换算食品交换份数	5			
		6. 进餐分配	15			
		7. 中餐食材的选择与准备	16			
		8. 整理用物	2			
评价 (12分)		1. 病人满意,感觉清洁、舒适、安全	3			
		2. 护士操作规范,流程熟练	3			
		3. 护患沟通有效,病人合作,理解饮食治疗的重要性	3			
		4. 在规定的时间内完成,每超过1分钟扣1分,扣满3分为止	3			
总分			100			

参考资料一

不同热量糖尿病饮食内容的交换单位

热量 KJ(kcal) 交换单位		谷类(米面) 单位 约重		蔬菜类 单位 约重		瘦肉类 单位 约重		豆乳类 单位 约重		油脂类 单位 植物油		
4185(1000)	12	6	150g	1	500g	2	100g	2	220ml	1	1	汤匙
5021(1200)	14.5	8	200g	1	500g	2	100g	2	220ml	1.5	1.5	汤匙
5858(1400)	16.5	9	225g	1	500g	3	150g	2	220ml	1.5	1.5	汤匙
6694(1600)	18.5	10	250g	1	500g	4	200g	2	220ml	1.5	1.5	汤匙
7531(1800)	21	12	300g	1	500g	4	200g	2	220ml	2	2	汤匙
8368(2000)	23.5	14	350g	1	500g	4.5	225g	2	220ml	2	2	汤匙
9205(2200)	25.5	16	400g	1	500g	4.5	225g	2	220ml	2	2	汤匙
10042(2400)	28	18	450g	1	500g	5	250g	2	220ml	2	2	汤匙

等值谷类交换表

大米或面粉	25g	干粉条	25g
生挂面	25g	凉粉	400g
小米	25g	银耳	25g
玉米面	25g	土豆(可食部分)	125g
生面条	30g	慈菇(可食部分)	75g
苏打饼干	25g(4块)	山药(可食部分)	125g
咸面包	37.5g	藕粉	25g
绿豆或赤豆	25g	荸荠	150g

（每一交换单位相当于大米或面粉25g，含有热量90kcal，碳水化合物19g，蛋白质2g，脂肪0.5g，可以交换下表中的任一交换单位食物）

等值蔬菜交换表

黄瓜 500g	白菜 500g	西葫芦 500g	扁豆 250g
冬瓜 500g	圆白菜 500g	茄子 500g	四季豆 250g
苦瓜 500g	菠菜 500g	柿子椒 350g	鲜豌豆 100g
丝瓜 300g	油菜 500g	萝卜 350g	鲜蘑菇 500g
倭瓜 350g	韭菜 500g	胡萝卜 200g	龙须菜 500g
西红柿 500g	芹菜 500g	蒜苗 200g	水浸海带 75g
	苤蓝 500g	绿豆芽 500g	鲜红豆 250g
	莴苣 500g	菜花 500g	

（每一交换单位提供热量90kcal，含碳水化合物15g，蛋白质15g）

等值水果交换表

香蕉	100g	（2小个）	鲜荔枝	225g	（6个）
鲜枣	175g	（10个）	鸭梨	250g	（2小个）
桃	200g	（1大个）	黄岩蜜橘	250g	（2中个）
李子	200g	（4小个）	汕头蜜橘	275g	（2中个）
苹果	200g	（2小个）	橙子	350g	（3中个）
葡萄	200g	（20粒）	西瓜	750g	

（每一交换单位提供热量90kcal，含碳水化合物21g，蛋白质1g）

等值瘦肉类食物交换表

瘦猪肉	25g	瘦猪肉	50g	鱼	75g	豆腐干	50g
大排骨	25g	瘦羊肉	50g	虾	75g	豆腐丝	50g
猪舌	50g	兔肉	100g	蛤蜊肉	100g	麻豆腐	125g
猪心	70g	家禽类	50g			豆腐脑	200g
猪肝	70g	鸡蛋	55g			干黄豆	20g
酱肉	25g	鸭蛋	55g			干青豆	20g
香肠	20g					南豆腐	125g
肉松	20g					北豆腐	100g

（每一交换单位提供热量90kcal，含蛋白质9g，脂肪5g，可以交换下表中的任一交换单位食物）

等值豆乳类交换表

牛奶粉	15g	豆腐粉	20g
淡奶粉	110ml	豆浆	200ml
牛奶	60ml	豆汁	500ml
酸奶	110ml		

（每一交换单位提供热量90kcal，含碳水化合物6g，蛋白质4g，脂肪9g）

等值油脂类交换表

豆油	一汤匙	花生米	15g(30粒)	芝麻酱	15g（一汤匙）
花生油	一汤匙	核桃仁	12.5g		
菜油	一汤匙	杏仁	15g(10粒)		
麻油	一汤匙	葵花籽	30g		
		南瓜子	30g		

（每一交换单位提供热量90kcal，含脂肪9g）

参考资料二

(1)计算标准体重:标准体重(kg)=身高(cm)-105

(2)判断体型:体重指数 BMI(kg/m²)

分类	体重指数(kg/m²)
体重过低	小于 18.5
体重正常	18.5-23.9
超重	24.0-27.9
肥胖	等于或大于 28

(3)判断体力劳动程度

劳动强度简易估算

轻体力劳动	中体力劳动	重体力劳动
坐着做的工作	大多数室内活动	重工业、农业
洗衣、做饭	搬运轻东西	室外建筑、搬运工建筑工
驾驶汽车(小车)	持续行走、环卫工作	铸造工、木工
缓慢行走	庭院耕作、油漆工、管道工	收割、挖掘等工人
	电焊工、电工等	

(4)计算每天所需总热量:全天所需总热量=每公斤体重所需千卡热量×标准体重

每天每公斤体重所需要的热量(千卡)

劳动强度 \ 体型	体重正常	超重或肥胖	体重过低
卧床休息	15~20	15	20~25
轻体力劳动	30	20~25	35
中等体力劳动	35	30	40
重体力劳动	40	35	45~50

(5)评价指南

①按照《糖尿病病人饮食指导考核评分标准》进行评分;

②糖尿病病人每日 3 餐,早中晚餐分别占每天总热量的 1/5、2/5、2/5 或 1/3、1/3、1/3。糖类占全天总热量的 50%~60%,脂肪占全天总热量的 25%~30%,蛋白质占全天总热量的 15%~20%。

模块三　老年护理

项目　老年人跌倒的预防

1. 任务描述

(1) 试题编号:Z4-1

周××,男,69岁,入住养老院。有发作性意识丧失10年,四肢抽搐4年。2年前无明显诱因抽搐频繁,每月约发作6~9次。医院诊断为GTCS和失神发作性癫痫。

情境任务:请你为该老年人进行跌倒风险评估并行健康指导。

(2) 试题编号:Z4-2

李××,女,65岁,因"头晕、左侧肢体活动无力20小时"收入院。急诊CT示"右基底节区高密度影"。病后病人精神差,未进食,左侧肢体无力;既往有高血压病史11年。

情境任务:请你为该老年人进行跌倒风险评估并行健康指导。

(3) 试题编号:Z4-3

吴××,男,66岁,高血压病史2年,近来时有右手发麻,今晨醒来时右手活动不灵,站立时右腿无力,症状在数小时后加重,自发病以来意识一直清楚,无其他不适。

情境任务:请你为该老年人进行跌倒风险评估并行健康指导。

(4) 试题编号:Z4-4

刘××,男,68岁,反复四肢无力伴视力障碍、尿失禁1年3个月,家人在家照顾。病人1年3个月前,无明显诱因出现双下肢无力,逐渐加重。约病后1周相继出现双上肢无力,同时有尿频、尿急和尿失禁,当地医院按"多发性硬化"给予激素等治疗,自觉症状好转,但近1个月上述症状加重,尤以双下肢无力和尿失禁明显。

情境任务:请你为该老年人进行跌倒风险评估并行健康指导。

(5) 试题编号:Z4-5

王××,女,70岁,居家养老,40年前妊娠时发现血压升高,最高达180/110mmHg,先后服用"罗布麻、复方降压片"等药物,血压控制情况不详,头晕时服药,好转后停药。2天前无明显诱因再次头晕伴头痛入院,入院后测血压182/113mmHg,身高158cm,体重75kg。

情境任务:请你为该老年人进行跌倒风险评估并行健康指导。

(6) 试题编号:Z4-6

廖××,男,67岁,离退休老干部,在疗养院休养。病人于2年前无明显诱因出现左手抖动,静止时明显;1年前右手逐渐出现静止性抖动,且自感行走迟缓,迈步困难。病人一直服用美多巴治疗,效果不理想。

情境任务:请你为该老年人进行跌倒风险评估并行健康指导。

(7) 试题编号:Z4-7

王××,男,65岁,患2型糖尿病多年,服用降糖药后血糖控制在正常范围内。腿脚略有残疾,听力正常,无跌倒史。因子女均不在身边而入住当地养老院。

情境任务:请你为该老年人进行跌倒风险评估并行健康指导。

(8) 试题编号:Z4-8

付××,田,75岁,行走时突发双下肢无力而倒地,意识清楚,自行站立,上述症状反复发作。体格检查:T36.5℃,P86次/分,R18次/分,BP150/70mmHg。神志清楚。诊断:椎基底动脉供血不足。

情境任务:请你为该老年人进行跌倒风险评估并行健康指导。

(9)试题编号:Z4-9

叶××,女,71岁,因右眼睑下垂,复视、抬头无力、呼吸困难,伴四肢无力3天入院。诊断:重症肌无力。体格检查:眼睑下垂,用力睁闭眼10余次后眼裂明显缩小,双上肢肌力3级,双下肢肌力4级,咽反射迟钝。

情境任务:请你为该老年人进行跌倒风险评估并行健康指导。

(10)试题编号:Z4-10

李××,女,69岁,2年前丧偶,1年前儿子因车祸去世。最近一年病人变得不愿意与外界交往,心情烦躁,易激惹,活动减少,睡眠也不好,而且总透露想去追随老伴的意图。

情境任务:请你为该老年人进行跌倒风险评估并行健康指导。

2. 实施条件

Z4　老年人跌倒的预防实施条件

类型	老年人跌倒的预防实施条件	备注
场地	(1)模拟病房;(2)模拟护士站	
资源	(1)治疗台;(2)志愿者(主考学校准备);(3)生活垃圾桶、医用垃圾桶	
用物	(1)跌倒评估单、笔;(2)盛有消毒液的容器;(3)血压计;(4)听诊器;(5)表(有秒针);(6)治疗盘、弯盘;(7)病历本、记录本;(8)手消毒剂(用物可按需准备)	
测评专家	每10名学生配备一名考评员,考评员要求具备中级以上职称	

3. 考核时量

老年人跌倒的预防:35分钟(其中用物准备5分钟,操作30分钟)。

4. 评分标准

Z4　老年人跌倒的预防考核评分标准

考核内容		考核点及评分要求	分值	扣分	得分	备注
评估及准备(20分)	病人(9分)	1. 核对医嘱	3			
		2. 核对病人	3			
		3. 评估病人心理状况,解释并取得合作	3			
	环境(2分)	清洁、宽敞、明亮、安静,符合评估要求	2			
	操作者(4分)	1. 衣帽整洁,挂表	2			
		2. 洗手/消毒手方法正确	2			
	用物(5分)	用物准备齐全	5			

续表

考核内容		考核点及评分要求	分值	扣分	得分	备注
实施 （60分）	跌倒 评估 （40分）	1. 再次核对个人信息并进行有效沟通,病人放松	3			
		2. 评估方法合适,指导正确,病人安全	2			
		3. 评估内容全面(跌倒史,疾病诊断、行走辅助、药物治疗、步态、认知状况)	27			
		4. 记录评估结果	3			
		5. 评估结果准确	4			
	评估后 处理 （20分）	1. 告知评估结果,并合理解释	5			
		2. 健康指导到位(环境、安全、生活、饮食、用药、疾病、检查、锻炼等)	15			
评价 （20分）		1. 病人安全、满意	5			
		2. 操作规范,动作熟练、轻柔,评估结果准确	5			
		3. 沟通有效,配合良好,健康指导内容和方式合适并有效	5			
		4. 语言亲切,态度和蔼,关爱病人	5			
总分			100			

附　老年人跌倒危险评估单（MORSE 跌倒评估表）

项目	评分标准		MFS 分值
近 3 月有无跌倒	无:0	有:25	
多于一个疾病诊断	无:0	有:15	
步行需要帮助	否:0 拐杖、助步器、手杖:15		
	轮椅、平车:0		
接受药物治疗	否:0　　是:20		
步态/移动	正常、卧床不能移动:0		
	虚弱:10　严重虚弱:20		
精神状态	自主行为能力:0		
	无控制能力:15		

总得分

评分说明

危险程度	MFS 分值	措施
零危险	0—24	一般措施
低度危险	25—45	标准防止跌倒措施
高度危险	>45	高危险防止跌倒措施

高危险防止跌倒措施

除一般及标准护理措施外,还应包括以下措施:

△ 在床头卡上做明显标记

△ 尽量将病人安置距离护士站较近病房

△ 告知家属应有专人陪护病人 △ 通知医生病人的高危情况进行有针对性的治疗

△ 加强对病人夜间巡视 △ 将两侧四个床档抬起 △ 必要时限制病人活动,适当约束

标准护理措施

跌倒/坠床	提供足够的灯光,清除病房、床旁及通道障碍
	保持病区地面清洁干燥,告知卫生间防滑措施(淋浴时有人陪伴)
	将日常物品放于病人易取处
	教会病人使用床头灯及呼叫器,放于可及处
	指导病人渐进坐起、渐进下床的方法
	专人陪住,病人活动时有人陪伴
	穿舒适的鞋及衣裤

5. 评价指南

①按照《MORSE 跌倒评估表》进行评分;

②注意评估影响跌倒的因素,评估中注意与病人沟通,体现人文关怀。评估结果准确,并根据评估结果给予针对性的健康指导。用物准备可按需准备。

模块四　中医护理

项目　拔罐

1. 任务描述

(1)试题编号:Z5-1

李××,女,37 岁,因"腰部酸胀不适 1 月"入院,病人诉 1 月前久坐后出现腰部酸胀不适,休息后未见明显好转。查:腰部广泛压痛,以腰 3、4 棘突及棘旁明显,未向他处放射,双侧直腿抬高试验(一),双下肢肌力、肌张力及活动正常。舌白腻,脉弦。现门诊以腰椎间盘突出症收入针灸科。

情境任务:遵医嘱为病人行腰部拔罐。

(2)试题编号:Z5-2

张××,男,49 岁,因"反复右肩疼痛伴活动受限 3 年,复发加重 2 天"入院。病人诉 3 年前受寒后出现右肩疼痛,反复发作并右肩活动受限,时好时坏,2 天前吹空调后右肩疼痛并不能上举。查体:右肩部广泛压痛,以喙突处明显,无右上肢放射痛,臂丛牵拉试验(一),左肩关节活动受限。舌淡,脉迟。诊断为右肩周炎,收住针灸科。

情境任务:遵医嘱为病人行右肩部拔罐。

(3)试题编号:Z5-3

胡××,男,58 岁,因"腰部酸胀不适 2 年"入院。病人诉 2 年前无明显诱因出现腰部酸胀不适,无双下肢活动障碍,经休息、热敷后好转,此后上述症状反复发作,病情时轻时重,病人未予重视,未经系统诊治。查体:腰 2、3、4 棘旁压痛明显,未向他处放射,双侧直腿抬高试验(一),双下肢肌力、肌张力及活动正常。舌淡,脉浮。诊断为腰肌劳损,收住针灸科。

情境任务:遵医嘱为病人行腰部拔罐。

(4)试题编号:Z5-4

陆××,女,26岁,因"腹泻3天"入院,病人诉3天前受凉后出现腹泻、腹痛,泻后痛减,大便呈水样,约8次/天。精神差。查:腹平软,无明显压痛,无反跳痛及肌紧张,肝脾未触及,双肾区无叩痛,肠鸣音约8次/分。舌淡,脉浮。就诊于针灸科,诊断为急性胃肠炎。

情境任务:遵医嘱为病人行腹部拔罐。

(5)试题编号:Z5-5

张××,女,65岁,因"行平路如踩棉花感12天"入院,病人诉12天前无明显诱因出现,走路如踩棉花,头晕,双上肢麻木。查体:叩顶试验(+),颈部无明显压痛,双侧臂丛牵拉试验(+),双侧侧方挤压试验(+),双上肢肌力、肌张力及活动正常。舌紫,脉迟缓。诊断为脊髓性颈椎病,收住针灸科。

情境任务:遵医嘱为病人予颈部拔罐。

(6)试题编号:Z5-6

王××,男,62岁,因"反复头晕、头痛3年,再发加重2天"入院。病人诉3年前无明显诱因出现头晕、头痛,无恶心、呕吐,经休息后好转,2天前上述症状再次复发加重,查体:颈部无明显压痛,叩顶试验(+),双侧臂丛牵拉试验(一),双侧侧方挤压试验(一),头部CT检查未见异常。双上肢肌力、肌张力及活动正常。舌淡白,脉浮滑。诊断为颈椎病,收住针灸科。

情境任务:遵医嘱为病人行颈部拔罐。

(7)试题编号:Z5-7

王××,男,56岁,因"腰部疼痛7天"入院,病人诉7天前无明显诱因出现腰部疼痛,呈间歇性酸胀痛,久坐久站后加重,无双下肢活动障碍。查:脊柱正中无畸形,腰4、5棘旁压痛明显,并向臀部放射,双侧直腿抬高试验(+),加强试验(+),双下肢肌力、肌张力及活动正常。舌淡紫,脉弦。诊断为腰椎间盘突出症,收住针灸科。

情境任务:遵医嘱为病人行腰部拔罐。

(8)试题编号:Z5-8

叶××,女,48岁,因"反复左手小指、无名指麻木半年"入院。病人诉半年前无明显诱因出现左手小指、无名指麻木,偶感颈部不适,休息后好转,上述症状反复发作。查:颈部无明显压痛,叩顶试验(一),左侧臂丛牵拉试验(+),右侧臂丛牵拉试验(一),双侧侧方挤压试验(一)。双上肢肌力、肌张力及活动正常。诊断为颈椎病,收住针灸科。

情境任务:遵医嘱为病人行颈部拔罐。

(9)试题编号:Z5-9

刘××,男性,56岁,因"腰部胀痛伴右下肢麻木3天"入院,病人诉3天前过度劳累后出现腰部胀痛,伴右下肢麻木,查体:脊柱正中无畸形,腰3、4棘旁压痛明显,并向右下肢放射,右侧直腿抬高试验(+),加强试验(+),右侧直腿抬高试验(一),双下肢肌力、肌张力及活动正常。舌淡紫,脉弦。诊断为腰椎间盘突出症,收住针灸科。

情境任务:遵医嘱为病人行腰部拔罐。。

(10)试题编号:Z5-10

申××,男,35岁,因"反复颈部酸胀不适10年"入院,病人诉10年前开始反复出现颈部酸胀不适,伴右上肢麻木,休息后缓解。查体:颈部广泛压痛,叩顶试验(一),右侧臂丛牵拉试验(+),左侧臂丛牵拉试验(一),右侧侧方挤压试验(+)。双上肢肌力、肌张力及活动正常。

舌淡紫,脉迟缓。入院诊断为"颈椎病",收住针灸科。

情境任务:遵医嘱为病人行颈部拔罐。

2. 实施条件

Z5 拔罐的实施条件

类型	拔罐的实施条件	备注
场地	(1)模拟病房;	
资源	(1)治疗台;(2)志愿者(主考学校准备);(3)生活垃圾桶、医用垃圾桶	
用物	(1)治疗盘;(2)火罐;(3)95%酒精棉球;(4)打火机;(5)血管钳;(6)弯盘;(7)盛水玻璃小瓶;(8)手消毒剂;(9)毛毯;(10)挂表;(11)盛有消毒液的消毒瓶;(12)注射器	
测评专家	每10名学生配备一名考评员,考评员要求具备中级以上职称	

3. 考核时量

拔罐:15分钟(其中用物准备5分钟,操作10分钟)。

4. 评分标准

Z5 拔罐考核评分标准

考核内容		考核点及评分要求	分值	扣分	得分	备注
评估及准备 (20分)	病人 (9分)	1. 核对医嘱	3			
		2. 核对病人	3			
		3. 评估病人心理状况,拔罐部位皮肤情况,解释并取得合作	3			
	环境 (2分)	清洁、宽敞、明亮、安静,符合评估要求	2			
	操作者 (4分)	1. 衣帽整洁,挂表	2			
		2. 洗手/消毒手方法正确	2			
	用物 (5分)	用物准备齐全;逐一对用物进行检查,质量符合要求;按操作先后顺序放置	5			
实施 (60分)	拔罐操作 (50分)	1. 再次核对个人信息并进行有效沟通,病人放松	5			
		2. 遵医嘱选择拔火罐部位	5			
		3. 检查罐口有无缺损裂缝。一手持火罐,另一手持止血钳夹点燃的95%酒精棉球,在火罐中后部绕1～2周后迅速抽出,迅速将罐口扣在选定部位上不动,待吸牢后撒手,适时留罐	20			
		4. 将着火棉球稳妥投入小口瓶中	4			
		5. 随时检查罐口吸附情况,局部皮肤紫红色为度,其疗效最佳。疼痛、过紧,应及时起罐	8			
		6. 起罐方法正确	8			
	拔罐后处理 (10分)	1. 协助病人衣着,整理床单位,清理用物	5			
		2. 详细记录治疗后的情况,并签名	5			

续表

考核内容	考核点及评分要求	分值	扣分	得分	备注
评价 （20分）	1. 病人安全、满意	5			
	2. 操作规范,动作熟练	5			
	3. 体位合理,操作熟练及局部皮肤吸附力,操作后局部皮肤情况;病人生理、心理感受以及目标达到程度	5			
	4. 在规定的时间内完成,每超过 1 分钟扣 1 分扣满 5 分为止	5			
总 分		100			

5.评价指南

①按照《拔罐考核评分标准》进行评分;

②拔罐时应采取合理体位,选择肌肉较厚的部位,骨骼凹凸不平和毛发较多处不宜拔罐;操作前一定要检查罐口周围是否光滑,有无裂痕;防止烫伤,拔罐时动作要稳、准、快,起罐时切勿强拉;起罐后,如局部出现小水疱,可不必处理,可自行吸收,如水疱较大,消毒局部皮肤后,用注射器吸出液体,保持干燥;使用过的火罐,均应消毒后备用。

后　记

　　湖南省教育厅《关于 2011 年高职院校学生专业技能抽查考试标准开发项目申报工作的通知》(湘教通[2011]214 号)明确指出:"全面推进高职院校学生专业技能抽查工作,进一步完善职业院校学生专业技能抽查制度。"根据文件精神,高职护理专业 2014 年组织了第一次学生技能考核工作,当年全省 7 所院校学生抽查通过率为 100%。近两年来,岳阳职业技术学院作为技能抽查主考学院,总结了首次抽查的经验,进行了反复的调研和修改,按照技能要求递进、岗位能力递进的思路,设置了专业基本技能、岗位核心技能和跨岗位综合技能三个技能模块,专业基本技能模块中设置了护理评估、生活护理、医院感染防控、注射给药护理、急救护理五个子模块,主要测试学生常用的临床护理操作技能;岗位核心技能模块中设置了母婴护理、管道护理和造口护理三个子模块,主要测试学生外科护理、妇产科护理等岗位技能;跨岗位综合技能模块中设置了康复护理、社区护理、老年护理、中医护理四个模块,主要测试学生的康复护理、社区护理、老年护理、中医护理技能。在技能考核的同时注重考核学生以人为本、生命至上、爱岗敬业的职业素养和人际沟通能力。通过技能考核促进学校加强高职护理专业教学基本条件建设,深化课程教学改革,强化实践教学环节,提高实训教学效果,激发学生的积极性和创造力,提高学生解决问题的能力,促进教学和临床工作的有机结合,全面提高高等护理职业教育人才培养水平和质量,不断增强高等职业院校护理专业毕业生的专业技能和就业竞争力。

　　本教材修订过程,历经首次测试、行业调研、专家论证、修改定稿等阶段,前后长达三年之久。该书能顺利出版,凝聚了湖南省内各高职院校护理专业教师及多位临床护理专家的心血。在此,向有关领导、教师和临床医院的护理专家,向为本书出版付出辛勤劳动的湖南大学出版社一并表示衷心的感谢!

　　限于编者的学识水平,书中难免有不足之处,恳切各位专家、学者批评指正。

编　者

2017 年 9 月